Julia Woodfield    Gesunde Kinder fördern
kranke Kinder heilen

Für Ian, meinen wunderbaren Enkel

Julia Woodfield

# Gesunde Kinder fördern kranke Kinder heilen

Was Säuglinge und Kleinkinder von uns brauchen

Wie wir Frühgeborenen und kranken Neugeborenen helfen können

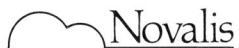 Novalis

# Bildnachweis

## Fotografien

*Umschlag:*
Andy von Arx
*Geburtsfotos:*
Teresa und Andrea
*Baby-Massage:*
Andy von Arx und Pius Studer

## Illustrationen

Lynne Denmann, Wales

© 1996
Novalis Verlag AG Schaffhausen
Alle Rechte vorbehalten
Umschlag: Ulrika Hampl, Typografik Schaffhausen,
unter Verwendung eines Fotos von Andy von Arx
Druck: Freiburger Graphische Betriebe
ISBN 3-7214-0669-9

# Inhaltsverzeichnis

# Vorwort

Unsere Haltung gegenüber dem Neugeborenen und die Art der Behandlung und Pflege haben sich in den vergangenen Jahren stark verändert. War in den Fünfzigerjahren die Hygiene noch im Vordergrund, so ist uns heute wieder bewusst, dass Körperkontakt und emotionale Zuwendung für den Säugling nicht vernachlässigt werden dürfen. Keine noch so gute pflegerische und medizinische Betreuung kommt aus ohne zärtliche Berührung und ohne das Erleben psychischer Geborgenheit und des Akzeptiertseins.

Unsere raffinierte medizinische Technologie verfügt über beeindruckende Mittel, um Neugeborene zu retten, die noch vor wenigen Jahren keine Uberlebenschance hatten. Sie befriedigt jedoch die seelischen Bedürfnisse des kranken Kindes nicht, dessen sind sich viele Ärzte und Pflegende bewusst. Wie in anderen Bereichen der Medizin wird auch hier vieles hinterfragt. Man ist bemüht, das Schwergewicht vom allzu Materiellen, Technischen zugunsten einer ganzheitlicheren Behandlung zu verschieben und die seelisch-geistigen Bedürfnisse des Patienten besser wahrzunehmen.

Heute wissen wir mehr denn je über die seelischen Bedürfnisse des Säuglings und dass die Geburt sowie die Bedingungen und Erfahrungen der ersten Lebensmonate prägend sind. Die Tendenz, auf die psychischen Bedürfnisse des Kindes einzugehen, besteht; doch es bleibt noch viel zu tun. Die Kluft zwischen dem, was erkannt und publiziert ist, und dem, was praktiziert wird, ist gross. In dieser Arbeit befasse ich mich näher mit der Bedeutung komplementärer Therapien beim Frühgeborenen und kranken Säugling und Kleinkind, wobei das Schwergewicht bei der taktilen Stimulierung (also bei der Berührung) liegt.

Das Buch beschreibt einige einfache und wirksame Methoden, welche als Ergänzung zu den notwendigen schulmedizinischen Massnahmen im Spitalbetrieb und zu Hause eingesetzt werden können. Sie eignen sich dazu, vom Personal oder von den Eltern und anderen Bezugspersonen angewandt zu werden. Ich hoffe, damit Menschen zu inspirieren und zu ermutigen, welche kranke Kinder pflegen und heilen wollen.

Spitalaufenthalte sind für Säuglinge und Kleinkinder eine grosse psychische Belastung und können die Mutter-Kind-Beziehung schwer stören. Die Intensivstation hat oft traumatisierende Folgen. Aus der therapeutischen Arbeit mit Erwachsenen wissen wir, wie tief und anhaltend Verletzungen aus der frühkindlichen Phase das Leben eines Menschen belasten können.

Sensible Krankenschwestern und Pfleger in unseren westlichen Ländern bedauern das Übergewicht an schmerzreichen, invasiven Verschreibungen für ihre Patienten. Das Thema wurde sogar im Mai 1992 in Polen am »World Congress für prenatale und perinatale Psychologie« behandelt.

In den Kursen, die ich mit Kinderkrankenschwestern, Hebammen und Mütterberaterinnen durchführte, tauchte in praktisch jeder Gruppe dieses Thema auf. Es beschäftigte die Frauen zutiefst. Daher weiss ich, dass bei einer grossen Zahl des Pflegepersonals der Wunsch nach einer Chance besteht, in die High-Tech-Medizin ein Element der Wärme und Menschlichkeit hineinzubringen.

# Vorwort an die Eltern

Als ich anfing, über taktile Stimulierung für kranke Säuglinge zu schreiben, dachte ich an eine Art Notizbuch und Unterlagen für die Kinderkrankenschwestern, Hebammen und Mütterberaterinnen aus meinen Kursen. Doch ich merkte sehr bald, dass die Eltern die Hauptpersonen für das Neugeborene sind und bleiben – auch dann, wenn es intensive Spitalpflege braucht. So richtete ich mich immer mehr auch an die Eltern. Erst wenn das Kind beides erhält – die professionelle Betreuung und die Nähe der Mutter –, geben wir ihm, was es für die Gesundung braucht. Das Kind braucht die Zusammenarbeit der medizinischen Fachleute und der Eltern.

Es besteht kein Zweifel, dass heute Babies gerettet werden, welche noch vor ein, zwei Jahrzehnten keine Überlebenschance hatten. Die neue hochspezialisierte, technische Medizin birgt jedoch das Risiko einer zu grossen Einseitigkeit. Trotz eindrücklicher Erfolge ist vielen Fachleuten und Eltern klar, dass das biologische Überleben allein nicht genügt. Wissenschaft und Technik werden zum Schaden, wenn wir die seelischen Grundbedürfnisse vergessen. Noch mehr als andere brauchen kranke Kinder neben den lebensrettenden medizinischen Massnahmen die mütterliche Wärme, Zuwendung und liebevolle Berührung. Für die gesund geborenen Babies gibt es heute in den meisten Geburtsabteilungen das »rooming in«. Das zu früh geborene oder kranke Kind muss jedoch neben den stressvollen und schmerzhaften Erfahrungen der medizinischen Eingriffe auch noch die Trennung von der Mutter erfahren – das Schlimmste, das ihm geschehen kann.

In den Kinderzimmern und Intensivstationen vieler Spitäler hat sich in den letzten Jahren einiges verändert: die Türen wurden geöffnet für die Eltern – weil man erkannt hat, dass Säuglinge ihre Mutter brauchen, und dass sie besser gesunden und gedeihen, wenn ihr Grundbedürfnis nach liebevollem Körperkontakt und zärtlicher Berührung erfüllt wird. So sind viele Ärzte und Schwestern bemüht, die Eltern in den Heilungsprozess einzubeziehen.

Eltern sind nicht dazu verdammt, hilflos und passiv zuzuschauen. Wenn Ihr Kind intensive Spitalpflege braucht, haben Sie Möglichkeiten, es in seiner schwierigen Lage zu unterstützen und zu begleiten. Vor allem Sie können ihm geben, was es neben den lebensrettenden medizinischen Massnahmen braucht – Ihre nicht minder lebensrettende seelische Zuwendung, Berührung und Güte.

Vertrauen Sie also auf die tiefen Gefühle, die Sie für Ihr Baby empfinden. Folgen Sie dem starken Drang und der Sehnsucht, bei Ihrem Baby zu sein. Sprechen Sie mit dem verantwortlichen Arzt, der verantwortlichen Schwester – Schwestern verstehen meistens, wie schwer die Trennung für Sie ist.

Besprechen Sie Ihre Absicht, möglichst oft bei Ihrem Kind zu sein und ihm viel Körperkontakt zu geben. Klären Sie mit dem Arzt ab, was vom medizinischen Standpunkt her möglich ist. Man zeigt Ihnen vielleicht die Känguruh-Methode oder eine sanfte Massage. Im Teil III dieses Buches können Sie selber verschiedene, einfache Körperbehandlungen kennenlernen, die sich für Ihr Baby eignen, selbst wenn es in der Isolette liegen muss.

Wenn Sie jetzt gerade Ihrem kranken Kind helfen möchten, beginnen Sie beim Lesen direkt mit Teil

III, den praktischen Anwendungen. Das in Teil I vermittelte Wissen über Entwicklung und organische Vorgänge ist für das, was Ihr Kind jetzt braucht, nicht von Bedeutung. Intellektuelles Wissen wird die Qualität einer zärtlichen Behandlung nicht bestimmen, sondern die Tiefe Ihrer Zuwendung. Berühren ist wahrscheinlich die älteste Weise, einem leidenden, verängstigten Menschen zu helfen. Sie brauchen nicht Physiotherapie studiert zu haben oder ein Massagediplom zu besitzen, um mit Ihren Händen Trost, Ermutigung und Liebe zu schenken.

# Überleben allein genügt nicht

Es genügt nicht, den physischen Schmerz allein zu behandeln. Der ganze Mensch leidet, und der ganze Mensch muss behandelt werden.[1]

Neuerfindungen in der Medizin bedeuten heute nicht immer nur Fortschritt. Es ist oft mehr machbar, als für uns gut ist, und wir werden konfrontiert mit der Frage nach den Grenzen. Die Möglichkeiten der medizinischen Technologie bringen die Beteiligten unter Umständen in die schwierige Lage, wo es möglich wird, über Leben oder Tod zu entscheiden oder über folgenschwere, fragwürdige Therapien, über Behandlungen mit schweren Nebenwirkungen etc. Viele sind erschrocken über den Einfluss und die Rolle der medizinischen Technologie, nicht weil sie an und für sich schlecht ist, sondern weil wir im Umgang mit ihr Wesentliches vernachlässigen. Faszination und Wissenschaftsgläubigkeit machen uns zu einseitig. Die Behandlung beim Arzt und im Spital ist beinahe ausschliesslich körperorientiert, das Augenmerk liegt auf den sicht- und messbaren Symptomen. Die Diagnose scheint oft wichtiger zu sein und mehr Zeit in Anspruch zu nehmen als die Behandlung. Die Patienten fördern diese Tendenz. Sie wollen sofortige Beseitigung ihrer Beschwerden, ohne irgendeinen persönlichen Einsatz und ohne die Bereitschaft ihren Lebensstil zu ändern.
Viele Fachleute und Laien sind beunruhigt über dieses Ungleichgewicht. Wir wissen heute: kranke Menschen – Kinder und Erwachsene – brauchen neben

---

1 Dr. Cicely Saunders

der notwendigen Hilfe auf der körperlichen Ebene unbedingt auch Rücksichtnahme auf die seelischen Bedürfnisse. Ängste, Sorgen und Verlassenheit blokkieren den Heilungsprozess. Wenn wir wirklich helfen wollen, muss der Kranke unsere Begleitung auch auf den weniger offensichtlichen Ebenen der Gedanken und Gefühle erhalten. Er braucht unsere affektive Zuwendung als Mitmensch, ohne dass wir ihn entmündigen.

Es gab und gibt immer wieder Ärzte, welche das erkannten. Ein gutes Vorbild aus unserer Zeit ist Dr. Cicely Saunders, die Begründerin der Hospiz-Bewegung. Sie arbeitet in ihrem Spital mit diesem Grundprinzip und inspirierte damit Tausende. Sie spricht von »totalem Schmerz« und strebt an, dass den Patienten nach Möglichkeit auf allen Ebenen geholfen wird. Das ganze Team strebt nach einem möglichst hohen Mass an Lebensqualität und Würde für den Patienten. Die Angehörigen helfen mit und sind Teil des Teams.

Saunders bezeichnet totalen Schmerz mit:

| | |
|---|---|
| – Krankheit | »Körperlicher Schmerz« |
| – Gefühle von Hilflosigkeit, Isolation, Angst | »Emotionaler Schmerz« |
| – Ängste und Sorgen um Familie, Finanzen, Wohnen etc. | »Sozialer Schmerz« |
| – Sehnsucht nach Geborgenheit und Sinnfindung | »Spiritueller Schmerz« |

Ideales, das heisst ganzheitliches Heilen, sei es in unserem eigenen Heilungsprozess oder bei anderen, berührt alle diese Bereiche. Das Alter spielt bei diesem Grundgesetz keine Rolle. Das Neugeborene empfindet und reagiert gleich wie Erwachsene oder Sterbende – das heisst sie leiden bei einer einseitigen Therapie ohne emotionale Zuwendung, Wärme und intuitives Einfühlen. Wir sind ein unteilbares Ganzes. Alles ist auf komplexe Art miteinander verbunden und verwoben. Wenn auch in einem nur kleinen Teil des Körpers etwas vorgeht, so betrifft das immer den ganzen Körper und greift auf die Gefühle über. Und umgekehrt wird sich jedes Gefühl auch unweigerlich im Körper spiegeln. Dieses Wissen tönt banal und steht schon in tausend Büchern, ist uns jedoch praktisch ziemlich abhanden gekommen.

Wenn wir helfen wollen, tun wir gut daran, zu beobachten, auf welcher Ebene wir uns bewegen – ob auf der rein physischen – oder ob wir es wagen, dem anderen in den subjektiven, mit Logik nicht zugänglichen Räumen des Seelisch-Geistigen zu begegnen. Je »tiefer« wir gehen, umso besser. Es ist ein Phänomen des Heilens, dass die feinen und unsichtbaren Ebenen der Gefühle und Gedanken stärker sind als die körperlichen Vorgänge. Wir können nicht von Heilen sprechen, wenn wir zwar Symptome beseitigen, den Menschen aber in seiner seelischen Not allein lassen und seine Gefühle und Ängste – seien sie noch so irrational – ignorieren.

*Ganzheitliches Heilen erkennt und berücksichtigt den dominierenden Einfluss der Emotionen und Gefühle auf die körperlichen Vorgänge.*

Diese Haltung hilft in allen Bereichen der Medizin von Geburt an. Nicht nur Saunders, sondern eine ganze Anzahl von Medizinern gehen diesen Weg und zeigen, dass er durchaus praktisch realisierbar ist. Aus dieser Sichtweise sind die folgenden Kapitel entstanden.

# I. Geburt und Grundbedürfnisse

## Die Geburt

Der Atem ist stärker als das Schwert –
wie der Geist stärker ist als die Materie. [2]

Wir können uns kaum mit der Situation des Neugeborenen befassen, ohne über die Geburt zu sprechen. Eigentlich sollten wir noch früher ansetzen – bei der Schwangerschaft und vor der Empfängnis, denn schon dort beginnen die Einflüsse auf unser Leben. Wo fängt es eigentlich an? Ist das Ganze nicht ein Kreislauf ohne Ende – ein Weitergeben über Generationen? Sicher ist, dass wir verantwortlich sind für unsere Nachkommen, lange bevor sie da sind – wir tragen diese Verantwortung als Einzelperson und als Kollektiv. Unsere Ernährung, unser geistiger Zustand und unser ganzer Lebensstil sind Faktoren, die für das werdende Leben eine Rolle spielen. Es gab Kulturen, die diesen Umstand beachteten. Schwangere wurden speziell behütet und verehrt und mit schönen Dingen umgeben. Man spielte für sie (und somit für das werdende Kind) schöne Musik, las Heldensagen und Mythen vor. Hässliche und erschreckende Eindrücke wurden nach Möglichkeit von ihnen ferngehalten. Bei uns gibt es immer mehr Frauen, die sich während der Schwangerschaft kaum schonen und von sich erwarten, dass sie so nebenbei, während Studium, Karriere und der üblichen Tätigkeiten, ein Kind produzieren. Es gibt wahrscheinlich auch wenig Paare, die sich ganz bewusst auf die Empfängnis vorbereiten. Wir lehren unsere Jugend alles mögliche, aber für die wichtigste Aufgabe, das Eltern-

---

2 Chinesisches Sprichwort

sein, gibt es keine Vorbereitung, eigentlich eine Notwendigkeit angesichts der Tatsache, dass wir isoliert in Kleinfamilien leben und für die kommende Aufgabe als Eltern keine Vorbilder haben, wie das in der früheren Grossfamilie der Fall war.

Es ist von grosser Bedeutung, wie Mutter und Kind die Geburt und die ersten Stunden danach erleben. Diese Erfahrung spielt eine Rolle in ihrer Beziehung und für die spätere Entwicklung des Kindes. Kaum ist es geboren, fängt der wichtige Prozess der Bindung an.

### Die erste Stunde im Leben des Kindes

Normalerweise ist das Neugeborene während etwa einer Stunde nach der Geburt hellwach. »Wide alert state« – hellwacher Zustand – wird in der medizinischen Literatur dieser Zustand genannt.

Wenn das Neugeborene gehalten und von einer ruhigen Atmosphäre umgeben wird, beruhigt es sich üblicherweise sehr schnell und entspannt sich sichtlich. Es ist eindrücklich zu sehen, wie schnell sich sein Gesichtsausdruck verändert. Das von der Anstrengung der Geburt gezeichnete und verkniffene Gesicht glättet sich und wird zart rosa. Die Augen des Kindes sind offen, neugierig. Es ist wunderbar, in diese tiefen, fragenden und wissenden Augen zu blicken. Diesem Kind scheint nichts zu entgehen. Es hält den Blickkontakt und hört offensichtlich auf die Stimme, die mit ihm redet. Es reagiert sehr differenziert auf die Art und Weise, wie es behandelt wird: mit einem entlastenden Seufzer, mit Lutschen und Schmatzen bei Wohbefinden, oder mit lauthalsem Zorn wenn es auf zackige und uneinfühlsame Art angepackt wird. Die Ansicht, ein Neugeborenes könne weder richtig sehen noch empfinden oder lächeln, ist nach neuen Forschungsergebnissen überholt. Sofern die Mutter nicht sediert wurde (wenn sie keine starken Schmerzmittel erhielt) und das Kind dadurch betäubt ist, macht es – kaum geboren – den ersten Kontakt mit seiner Umwelt und sucht bald die Brust der Mutter.

*Schmerzmittel* sind ein Thema, über das nachzudenken lohnt, denn wir stellen bereits während der Austreibungsphase Weichen durch die Art und Weise, wie wir mit dem Schmerz der Gebärenden umgehen. Schmerzmittel beeinflussen nicht nur die Vorgänge im Körper der Gebärenden, sondern auch das Verhalten von Mutter und Kind nach der Geburt.

> »Will man diese biologische Bereitschaft der Mutter und des Säuglings ausnützen, muss man allerdings berücksichtigen, dass Analgetika und Narkotika sich nachhaltig auf die Wachheit des Neugeborenen auswirken können. So konnten KRON 9 (1966) und NEWTON and NEWTON (1962) nachweisen, dass noch nach 4 Tagen Babies medikamentierter Mütter bedeutend langsamer und mit geringerem Druck saugten als eine Vergleichsgruppe unmedikamentierter Mütter. Die häufig zitierte Trinkschwäche von Babies lässt sich in einer Anzahl von Fällen also teilweise auf die Medikation zurückführen, andererseits aber auch auf ein zu spätes Anlegen des Kindes.«[3]

Als Bemerkung zu obigem Zitat dürfte angefügt werden, dass Kinder sedierter Mütter eben oft deshalb später angelegt werden, weil sie nach der Geburt nicht wach genug sind, um die Brust zu suchen.

Ich weiss aus Erfahrung bei meinen eigenen Geburten und von der Begleitung Gebärender, dass vielfach Schmerzmittel als selbstverständliche Notwendigkeit eingesetzt werden. Und zwar auch dann, wenn die Frauen selber gar nicht auf den Gedanken kamen. Wir wissen jedoch von unzähligen Frauen, dass Gebären ohne Schmerzmittel nicht nur gut möglich ist, sondern natürlich – im Sinne von selbstverständlich. Vorausgesetzt, dass wir die Mutter

---

3 Horst Schetelig: Geburt, Eintritt in eine neue Welt, Verlag Dr. Hogrefe, Göttingen

intensiv unterstützen und emotional begleiten, bewältigt sie die Wehenarbeit meistens ohne Schmerzmittel. Im Gegenteil, viele Gebärende, die nicht sediert wurden, beschreiben euphorische Zustände. Sie erleben trotz strengster Wehentätigkeit einen Bewusstseinszustand ungeheurer Kraft und Freude.

> »Während Entbindungen ohne Schmerzmittel wurde beobachtet, dass Mütter in euphorische, tranceartige Zustände geraten in einen anderen Bewusstseinszustand, in welchem sie und das Kind eng verbunden in einer funktionellen Einheit sind. Es ist das hohe Niveau an Endorphinen *(körpereigene Peptide des zentralen Nervensystems mit opiatartiger Wirkung. Wirken durch Blockade der Übertragung des Schmerzreizes im Rückenmark)* welches die Alpha-Wellen im Hirn induziert, die mit euphorischen Zuständen in Verbindung gebracht werden. Während dieser Zeit erhöht der Körper die Produktion von Endorphinen und chemischen Substanzen, um den Schmerz zu lindern.«[4]

Der Körper ist also durchaus von der Natur dazu befähigt, die Geburt zu bewältigen. Das berichten erfahrene Hebammen wie Ina May Gaskin und Fachärzte wie Michel Odent.[5] Sie weisen seit vielen Jahren unermüdlich auf die Tatsache hin, dass Gebärende instinktiv das Richtige tun und sich von der inneren Intelligenz des Körpers leiten lassen, wenn sie emotional betreut sind und eine Atmosphäre der Intimität und des Vertrauens herrscht. Derart betreute Frauen nehmen – sofern ihr Körpergefühl und ihr seelisches Befinden nicht bereits vorher gestört waren – von selbst Stellungen ein, die anatomisch richtig und physiologisch fördernd sind. Die Frauen spüren, was ihnen hilft.

### *Die emotionale Betreuung der Gebärenden beeinflusst die Geburt massgebend.*

Ohne eine Atmosphäre der Geborgenheit ist der Zugang zur »biologischen Intelligenz« versperrt. Wer mit Gebärenden arbeitet, kann beobachten, wie sensibel dieses Gleichgewicht ist. Frauen können auf eine ihnen unsympathische Hebamme mit Wehenstillstand und anderen Blockaden reagieren – oder umgekehrt – mit plötzlicher Wende zu einer raschen Eröffnung, wenn Schichtwechsel ist oder der Arzt, dem sie vertrauen, eintrifft.

Unter John Kennel wurde im Jefferson Davis Hospital in Houston, Texas eine umfangreiche, kontrollierte Studie über den Einfluss ständiger, emotionaler Betreuung während der Geburt durchgeführt. Die Resultate belegen ohne Zweifel, welch grossen Einfluss die Begleitung der Gebärenden durch eine weibliche Bezugsperson, eine sogenannte »doula«, auf die Geburt hat (doula kommt aus dem Griechischen und bedeutet eine erfahrene Frau, welche die junge Mutter lehrt und unterstützt):

> »Die Studie zeigte, dass die ständige Gegenwart einer erfahrenen, weiblichen Betreuerin während der Entbindung die Notwendigkeit für Kaiserschnitte markant reduzierte. Ausserdem waren weniger Eingriffe nötig, die Geburten waren kürzer und es gab weniger perinatale Probleme bei Föten und dem Neugeborenen.«[6]

Natürlich sind weitere wichtige Faktoren, die das subjektive Schmerzempfinden und den Vorgang der Geburt mitbestimmen, die Vorbereitung der Mutter auf die Geburt sowie ihre innere Einstellung zum Geschehen. Das grösste Hindernis sind unbewusste und unverarbeitete Ängste. Sie können eine Geburt buchstäblich blockieren und Ursache sein für Wehenstillstand, uneröffneten Muttermund oder Krampfwehen. Der Körper spiegelt dann das unbewusste seelische Problem und kann seine Aufgabe

---

4 R. Rice: The Psychological Effects of Touch at Birth, 1992
5 Ina May Gaskin: Spirituelle Hebammen, Papyrus Verlag und Michel Odent: Geburt ohne Gewalt, Kösel Verlag

6 Kennel et al: Emotional Support during Labour, JAMA Maxy, 1991

nicht erfüllen. Wer mit Gebärenden arbeitet, erlebt immer wieder eindrückliche Beispiele dieser Art.

Ein Paar habe ich nicht mehr vergessen: In einer Geburtsvorbereitungsgruppe machten wir eine Übung, bei der die Paare die Gefühle beobachteten, die beim Gedanken an die geplante Geburt auftauchten. Bei einem Paar stellte sich ein grosses Unbehagen ein. Sie arbeiteten beide in der Klinik und mit den Leuten zusammen, die sie für ihre Geburt ausgewählt hatten. Er war Kinderarzt, seine Frau Krankenschwester. Die Schwangere stellte fest, dass sie grosse Befürchtungen hatte, sie könnte sich vor dem Team durch ihr Verhalten blamieren und sich völlig »daneben« benehmen durch Schreien oder andere Ausbrüche. Das Paar erkannte, dass die Voraussetzungen nicht gut waren, glaubte jedoch, ihren Berufskollegen diese Geburt als Vertrauensbeweis schuldig zu sein. Eine Woche vor Termin erhielt die Frau guten Bescheid: Muttermund weich und 2 cm eröffnet. Der Arzt meinte, die Geburt werde vorausssichtlich einfach und schnell sein. Bei Geburtsbeginn hatte die Frau zu Hause gute Wehen. Sobald sie im Spital war, traten jedoch Schwierigkeiten ein: immer wieder Wehenstillstand, und der Muttermund blieb verschlossen. Nach vielen, schwierigen Stunden entschloss man sich für einen Kaiserschnitt.

Die körperlichen Bedingungen waren alle da gewesen für eine leichte Geburt. Die Frau hatte jedoch ihre Bedenken nicht ernst genommen, und ihre verdrängten Ängste wurden ihr zum Verhängnis. Es ist ein Phänomen, dass die seelischen Kräfte stärker sind als die physiologischen Vorgänge. Wir tun immer gut daran, auf unsere leise innere Stimme, die uns warnt, zu hören. Diese Stimme kommt aus einem tiefen, inneren Wissen und kann von uns nicht ernst genug befolgt werden.

*Das seelische Befinden bestimmt*
*weitgehend die körperlichen Vorgänge beim Gebären.*

Wenn mich die Väter in den Geburtsvorbereitungskursen fragten, was sie für ihre Frau während der Geburt tun könnten, sie fühlten sich so hilflos, riet ich ihnen immer das gleiche: »Sie kennen ihre Frau und wissen aus Erfahrung, wie Sie ihr Mut machen und sie beruhigen. Was immer, sie ermutigt und beruhigt, ist beste Hilfe.« Für die meisten Frauen ist die Gegenwart des Partners eine gute Voraussetzung.

**Praktische Hinweise für die natürliche Geburt**

*Einige Massnahmen, die sich bewährt haben:*
Es ist gut, wenn die Mutter und die Begleitpersonen ein ganzes Repertoire von Mitteln und Massnahmen zur Verfügung haben, aus dem sie, der spezifischen Situation entsprechend, eine passende Auswahl treffen. Nicht jedes Mittel wirkt bei jeder Frau, und oft nützt eine Massnahme nur vorübergehend in einer bestimmten Phase.

*Folgendes hilft, dem Griff nach der Spritze zu widerstehen:*
a) unsere Fähigkeit, Schmerzen, sowie starke Gefühle und Emotionen der Gebärenden, wie Angst, Wut, Hoffnungslosigkeit, zu verstehen, zuzulassen und sie nicht zu verdrängen;
b) die Anwendung natürlicher Mittel, die Linderung verschaffen.
Statt Schmerzmitteln steht uns eine Vielzahl von Mitteln zur Verfügung, um die Wehen während der schwierigsten Phase der Eröffnung erträglicher zu machen.

**Das Wundermittel Wasser**

*Wickel auf den Damm:*

**Heisse, feuchte Wickel (grosse Binden),
eventuell mit Kamillosan, werden auf den Damm gelegt.**

Eine grosse Binde wird mit abgekochtem Wasser und Kamillosan (ein Teelöffel auf eine Tasse Wasser) getränkt und so heiss, wie es die Frau erträgt und gut findet, auf den Damm gelegt und mit einem trockenen Tuch bedeckt. Dabei kann die Begleitperson oder der Ehemann die Kompressen mit der Hand halten und leicht andrücken – eine zusätzliche Zuwendung. Die Frauen erleben diese Kompressen als äusserst wohltuend.

Dabei sind fördernd:
– Wärme, die entspannt;
– Kamille, die entkrampft und Schmerz lindert;
– Berührung und menschliche Zuwendung.

*Abwaschen:*

Mit dem Waschlappen werden Bauch und Rücken abgerieben. Das Wasser kann Kamillosan enthalten oder auch einen Schuss Essig, der entspannt.

*Das Vollbad:*

**Die Gebärende steigt in ein warmes Vollbad.**

Wasser kann wie ein Zaubermittel wirken. In der Wärme und Schwerelosigkeit des Wassers geht es den meisten Frauen wieder besser. Wir können dem Bad ein paar Tropfen ätherisches Öl von Lavendel oder auch Muskatellersalbei, Rose oder Jasmin zufügen. Alle diese Pflanzen sind geeignet für die Geburt – sie entspannen körperlich, wirken erheiternd oder unterstützen die Wehentätigkeit. Es ist wichtig, die Frauen gut auf ihre Reaktionen zu beobachten. Man lässt sie nicht einfach allein im Bad sitzen. Die Gebärende sollte immer wieder aufstehen und erneut ins Wasser eintauchen. Diese wechselnde Empfindung von warm und kühl ist ein Reiz für den Körper und gibt Impulse für eine bessere Wehentätigkeit. Ich habe von einer Afrika-Kennerin erfahren, dass in gewissen Gegenden in Ghana die Mutter während der Geburt abwechselnd mit heissen und eiskalten Abwaschungen behandelt wird.

*Das Dampf-Sitzbad:*

**Das Dampf-Sitzbad mit Kräutern.**

Das Dampf-Sitzbad kann eine grosse Wohltat sein und bewirkt eine Entspannung des Beckens und bereitet den Damm auf die extremen Dehnungen vor. Es ist einfach zu machen. Man nimmt ein ganz gewöhnliches Plastikbecken, wie es in jedem Haushalt vorhanden ist, füllt es zu 2/3 mit gekochtem, heissem Wasser. Dem Wasser fügt man zwei bis drei Esslöffel Kamillosan bei. Noch besser ist ein schwacher Kräutertee aus abekochter Melisse und Raute (ruta graveolens). Das Plastikbecken wird in die WC-Schüssel gehängt und, die Frau setzt sich bequem darüber. Wichtig: Die Gebärende muss es an Oberkörper und Beinen unbedingt warm haben. Es empfiehlt sich, lange, warme Socken zu tragen. Wärme ist beim Gebären eine wichtige Voraussetzung. Kälte verkrampft – und jede Verkrampfung, ob sie nun im Körper oder im Gemüt wurzelt, ist kontraproduktiv.

## Das Wundermittel Berührung

*Massage:*

**Massage hilft entspannen und
unterstützt sämtliche physiologischen
Vorgänge wie Atmung, Zirkulation usw.**

Die Massage ist ein altbewährtes Hilfsmittel beim Gebären. Sie wird von Hebamme, Ehemann oder einer Begleiterin ausgeführt. Dabei gehen wir auf die Bedürfnisse der Frau ein: die Fussmassage, Rücken-, Kreuz-, Damm- und Oberschenkelmassage (vor allem die Innenseiten) sind alle geeignet. Die erogenen Zonen der inneren Oberschenkel wirken reflektorisch auf die Geschlechtsorgane. Die Massage des Damms mit Vitamin E-haltigem Öl schon während der Schwangerschaft erhöht die Elastizität der Damm-Muskulatur. Für eine wirksame Massage beachte man die im Kapitel Baby-Massage besprochenen Hinweise. Paare, die glauben, dass Massage für sie ein geeignetes Mittel zur Unterstützung einer natürlichen Geburt ist, sollten sich vorher damit auseinandersetzen und sie gegenseitig miteinander üben. Der Vater wird damit seiner Frau in der oft langwierigen, viel Geduld verlangenden Eröffnungsphase auf wirksame Weise helfen. Nicht jedermann hat jedoch Zugang zur Massage. In unserer westlichen Kultur ist sie für viele Menschen immer noch fremd.

*Halten, Handauflegen:*

Ganz selbstverständlich berühren und halten die meisten Ehemänner und Geburtshelfer eine Gebärende. Handauflegen ist wohl die älteste Heilmethode überhaupt und eine selbstverständliche Geste des Mitgefühls. Halten während den Wehen, Handauflegen an schmerzenden Stellen wie Rücken oder Schambein wird von den meisten Frauen als grosse Wohltat erlebt. Durch unsere Hände vermitteln wir Energie und neuen Mut. Intensität und Tiefe der Wirkung sind jedoch unterschiedlich je nach Konzentration und Achtsamkeit, mit welcher wir das Geschehen bei der Frau beobachten. Die Frau wird jegliche Ablenkung sofort registrieren – wenn wir z.B. völlig fasziniert und absorbiert sind vom Wehenschreiber und gar nicht mehr merken, was menschlich vorgeht.

*Bewegen, Positionen:*

Kreisen des Beckens während der Wehen:

**Während der Wehen wird das Becken bewegt.**

Hebamme oder Ehemann ermutigen die Gebärende während der Wehen, das Becken zu bewegen. Dabei wird der Frau eine Hand auf den unteren Rücken, die andere ganz fein oberhalb des Schambeins auf den Bauch gelegt. Wenn sich eine Kontraktion anmeldet, beginnen wir das Becken im Kreis zu drehen und bitten die Frau, ihre Knie weich zu halten, damit sie nicht mit verkrampften Beinen steht. Ist die Frau im Vierfüsserstand, machen wir das gleiche: wir legen je eine Hand auf Bauch und Kreuzbein und bewegen ihr Becken.
Die Frauen wollen es zuerst nicht glauben – aber es hilft!
In den meisten Spitälern steht ein Medizinball zur Verfügung, auf dem das gleiche erreicht wird, indem die Frau sitzend darauf rotiert. Am besten geht das, wenn eine Vorrichtung da ist, an der sie sich halten kann, ein starkes Seil z.B. oder Turnringe oder -stange.

*Positionen:*

Die Positionen sollten immer und immer wieder gewechselt werden! Eine Frau, die zum Körper eine gute Beziehung hat, wird instinktiv physiologisch richtige Stellungen wählen. Oft braucht die Ge-

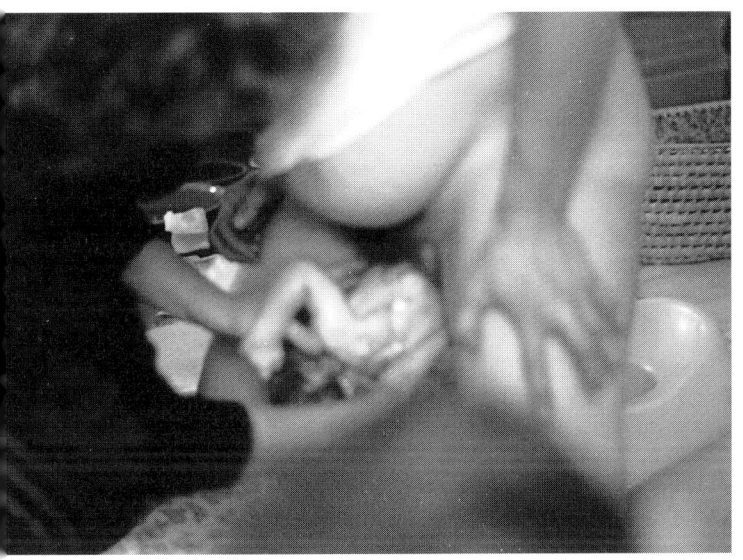

## Der beste Verbündete – der Atem

Die Atmung ist der beste Verbündete einer Gebärenden, und die meisten Frauen lernen dies heute in den Vorbereitungskursen. Werden die Wehen jedoch in der mittleren und späten Eröffnungsphase sehr stark, vergessen sie oft das Gelernte. Es ist wichtig, dass Ehemann und Geburtshelfer die Frau daran erinnern, tief auszuatmen und selbst auch vor- und mitatmen. Dabei soll die Ausatmung betont werden. Die Wirkung kann durch die richtige mentale Vorstellung oder Imagination in einem kaum zu glaubenden Masse gesteigert werden. Praktisch heisst das, man verbindet mit der Atmung einen Gedanken oder ein inneres Bild, z.B:

bärende jedoch unsere Ermutigung und Anstoss von aussen. Sie wird oft glauben, dass sie sich nicht bewegen kann. Tut sie es auf Anregung und mit Hilfe trotzdem, ist sie meistens sehr dankbar und spürt Erleichterung.

Wir wissen, dass die Rückenlage eine denkbar ungünstige Position ist. Das kann physiologisch nachgewiesen werden, trotzdem steckt man eine Frau in der Eröffnungsphase an vielen Orten beim Eintritt immer noch ins Bett, als ob sie krank wäre. Eine ausgezeichnete Studie über die Wirkung der Haltung beim Gebären liefert uns L. Kuntner.[7]

*Positionen werden häufig gewechselt:*
*Vierfüsserstand,*
*Rittlings auf dem Stuhl,*
*mit angezogenen Beinen auf dem Boden sitzend,*
*stehend den Oberkörper nach vorne gelehnt und*
*abgestützt, auf dem WC sitzend etc.*

Stelle Dir mit jeder Ausatmung vor, dass Dein Körper schwer wird und sich entspannt.
Oder:
Dein Leib öffnet sich wie die Knospe einer Blume.
Oder:
Deine Atmung strömt in jede Zelle Deines Unterleibes und macht ihn durchlässig und weich etc.

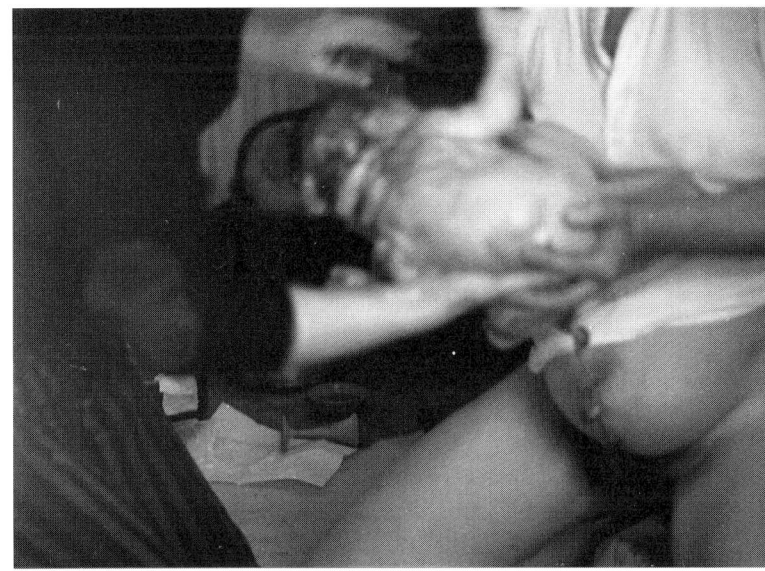

---

7 Liselotte Kuntner: Die Gebärhaltung der Frau, Marseille Verlag

*Die Stimme einsetzen:*

**Laut sein ist erlaubt.**

In den Geburtsvorbereitungskursen erfuhr ich immer wieder, dass Frauen befürchten, sie werden bei der Entbindung schreien und sich lächerlich machen. Die hemmende Wirkung solcher Ängste kann nicht überschätzt werden. Sie blockieren und beeinflussen die Geburt. Die Frau sollte nicht nur verbal, sondern aus der ganzen Haltung der Geburtshelfer die Botschaft erhalten, dass es in Ordnung ist, Töne von sich zu geben oder zu schreien. Fällt sie jedoch in ein verkrampftes, hysterisches Kreischen, von Angst überwältigt, so können wir sie dazu ermutigen, Vokale wie Aaaaa oder Oooo aus der Tiefe des Bauches von sich zu geben. Wir machen ihr die Töne vor und »singen« mit, bis die Angst sie wieder verlässt. Das Singen langezogener Vokale während der Wehen ist eine grosse Unterstützung. Es gibt ein Gefühl von Urkraft und Kontrolle und gewährleistet eine tiefe Atmung.[8]

*Kalzium als Schmerzmittel:*

**Kalzium und Vitamin D.**

Adelle Davis, Autorität auf dem Gebiet Ernährung und Gesundheit, empfahl ihren Klienten:

> »Ich schlug den Frauen oft vor, dass sie in der Zeit zwischen Geburtsbeginn und ihrer Ankunft im Spital ein Glas Vollmilch (nicht Milchdrink) mit genug Tabletten trinken, um 2000 Milligramm Kalzium zu liefern. Viele hatten leichte Entbindungen, und einige sagten, dass sie fast keine Schmerzen empfanden. Die meisten waren überzeugt, dass ihnen das Kalzium geholfen hatte.«[9]

---

8 F. Leboyer: Die Kunst zu atmen, Kösel Verlag
9 Adelle Davis: Let's have Healthy Children, Signet Book (deutsche Ausgabe unter dem Titel: Wir wollen gesunde Kinder

Alle die eben besprochenen Massnahmen sind einfach anzuwenden und können nicht nur vom Personal, sondern vom Partner oder einer Freundin ausgeführt werden. Die meisten Ehemänner sind froh, sich aktiv am Geschehen zu beteiligen, und es gibt ihnen eine tiefe Befriedigung und Bestätigung, ihre Frau nicht nur emotional, sondern auch praktisch zu unterstützen.

Vor allem bei langen Geburten wird man froh sein, das eine oder andere dieser Mittel zur Verfügung zu haben. So geht es meistens ohne Sedierung, da eventuelle Krisenmomente überbrückt werden. Es gibt immer wieder grössere oder kleinere Krisen oder Sackgassen, in die man gerät. Oft braucht es nur ganz wenig, um eine Wende einzuleiten, wieder Mut zu machen oder geheime Vorräte an Kraft zu mobilisieren. Und doch sind es oft Momente, wo die Weichen gestellt werden entweder hin zu einer »natürlichen« Geburt oder auf das Geleise der Eingriffe und Technologie.

*Musik*

Die meisten Menschen reagieren auf Musik. Bei Spitalgeburten nehme ich immer einige Kassetten und einen kleinen Kassetten-Spieler mit. Musik verändert die ganze Atmosphäre im Raum, und ich habe mehr als einmal erlebt, dass sogar der Ehemann froh war darum. Bei einer Hausgeburt bat die Frau immer wieder um das Abspielen ihrer Lieblingsmusik, weil sie dann, wie sie uns erklärte, überhaupt keine Schmerzen mehr spürte.

*Zusammenfassend kann gesagt werden:*

Alles, was das Vertrauen der Gebärenden fördert, was sie beruhigt, was Kraft gibt und eine Atmosphäre der Geborgenheit schafft, soll angeboten werden. Hier wurden nur einige der Möglichkeiten beschrieben. Belohnt werden Zurückhaltung mit schwerem Geschütz wie Medikamenten oder technischen Eingrif-

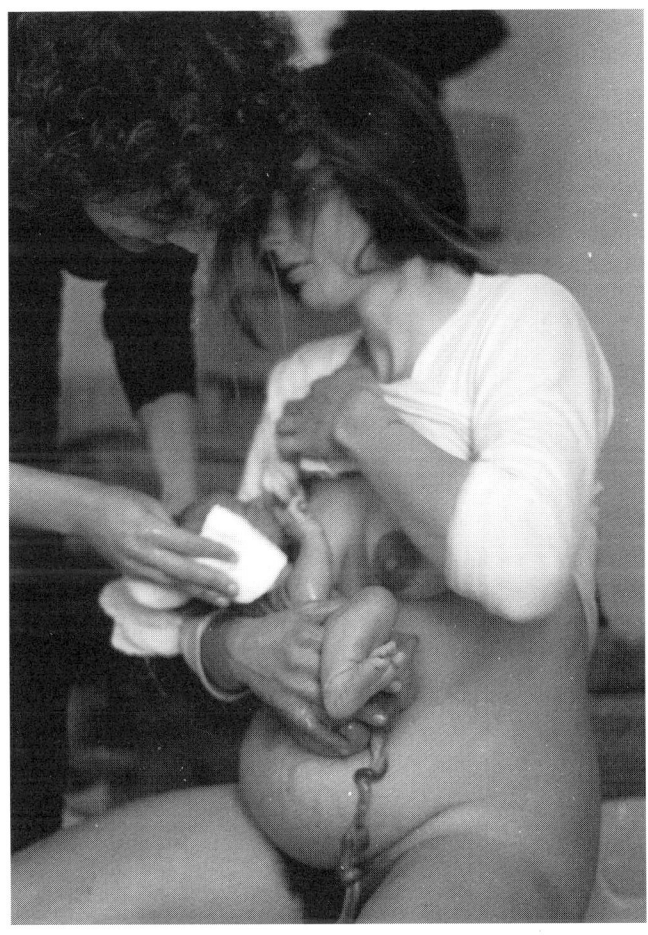

## Die Grundbedürfnisse des Säuglings

### Das Kontinuum-Prinzip

Zum Schutz des wachsenden Lebens sind die Bedingungen im Mutterleib ideal:

– Schwerelosigkeit und Geborgenheit (Schwerelosigkeit ist für den Organismus entlastend)
– Weder Hunger noch Durst
– Gleichbleibende, ideale Temperatur
– Schaukeln und Bewegen
– Ständige Berührung durch die Wände des Uterus bei Bewegung der Mutter oder des Föten

Im Mutterleib wird der Fötus beinahe ununterbrochen bewegt. Seine Haut, die früher wahrnimmt als alle anderen Sinnesorgane, wird bei jeder Bewegung der Mutter berührt, gestreichelt, angeregt. Das wachsende Kind kennt weder Hunger noch Kälte noch Verlassenheit. Nach der Geburt ändern sich diese idealen Bedingungen auf einen Schlag. Die Geborgenheit der Gebärmutter ist verlassen und die Trennung vollzogen. Die Auseinandersetzung mit der äusseren Welt und all ihren Herausforderungen beginnt. Hier gibt es laute, erschreckende Geräusche, Hitze, Kälte, Hunger, die Gefahr zu fallen und das furchtbare Gefühl des Verlassenseins.[10] Geborenwerden bedeutet Trennung – ein Thema, das uns auch als Erwachsene und unser ganzes Leben lang immer wieder beschäftigen wird. Die neuen, äusseren Bedingungen der Umwelt sind eine Tatsa-

fen, reichliche menschliche Zuwendung, Geduld und natürliche Anwendungen. Wir ermöglichen dadurch der Gebärenden, wach und bewusst zu bleiben für eine der tiefsten, freudvollsten Erfahrungen im Leben einer Frau überhaupt. So kann ihre Geburt zu einem Höhepunkt werden und zu einem wichtigen Entwicklungsschritt in die neue Aufgabe als Mutter. Das Erfolgserlebnis erhöht ihr Selbstwertgefühl und gibt ihr Sicherheit beim Stillen und Bemuttern. Und ganz wichtig: Das Neugeborene ist wacher und hat einen besseren Start ins Leben. Wir können viel zu einem solchen friedlichen Start beitragen.

10 Dr. F. Leboyer: Geburt ohne Gewalt, Kösel-Verlag

che und eine notwendige Herausforderung. Die Umstellung und Anpassung muss vollzogen werden, und das eigenständige Leben muss beginnen. Aber mit welch qualitativen Unterschieden kann das geschehen! Was für ein Unterschied, ob wir dem Kind weiterhin das Gefühl von Geborgenheit schenken und es in dieser wunderbaren Erfahrung begleiten und behüten oder nicht.

Wir wissen, dass die Bedingungen, welche in der Gebärmutter herrschten, für das Kind auch nach der Geburt gut sind. Jean Liedloff verwendet für diese Tatsache den Begriff »Kontinuum-Prinzip« und zeigt in ihrem Buch eindrücklich, wie einsam Säuglinge in unserer »hochzivilisierten« Kultur sein können, weil wir sie nicht mehr am Körper tragen. [11]

Wärme, Berührung, Schaukeln und Gehaltenwerden, Körperkontakt und Streicheln sind Grundbedürfnisse des Säuglings. Die tägliche Pflege und das Stillen allein genügen nicht. Das Neugeborene braucht liebevolle Zuneigung und zärtliche Berührung und das strahlende Gesicht seiner Bezugsperson, die sich an ihm freut.

*Es ist fördernd, wenn wir dem Kind nach der Geburt weiterhin ähnliche Bedingungen schaffen wie jene, die es schon vor seiner Geburt kannte: Kontinuum.*

## Die Bindung

Eine von Vertrauen getragene Bindung an eine feste Bezugsperson ist für eine gesunde Entwicklung des Säuglings Voraussetzung. Eine zuverlässige – oder noch besser – eine tiefe Liebesbeziehung sind der Nährboden einer gesunden Entfaltung der individu-

ellen Persönlichkeit. Sie schenkt Urvertrauen und Selbstachtung. Umgekehrt bedeutet das Fehlen einer solchen Bezugsperson Schmerz, Selbstverlust und Störungen im späteren Leben.

Wird der natürliche Verlauf der Geburt nicht durch Komplikationen bei Mutter und Kind oder solcher iatrogener Art (vom Arzt verursacht durch Medikamente, Eingriffe etc.) gestört, so beginnt in der ersten Phase nach der Geburt bereits der Prozess, den die Forscher »Bindung« nennen (engl. »Bonding«). Ein weiterer Grund, warum immer mehr Frauen bei der Geburt bewusst auf Schmerzmittel verzichten.

*Zuerst kommt das Staunen*

Ist das Baby da, braucht die Mutter erst einige Augenblicke, um es staunend zu bewundern. Sofern es dem Kinde gut geht und wir uns nicht einmischen, wird es meistens diesen Moment des Staunens geben. Wir lassen ihn jedoch oft nicht zu, weil wir es gewohnt sind, für die Gebärende zu handeln. Wir haben verlernt, zu warten und geschehen zu lassen und der Mutter auch etwas zuzutrauen.

Halten wir uns als Geburtshelfer zurück und lassen der Mutter Zeit zu reagieren, so wird sie wahrscheinlich ihr Baby zuerst mit ihrer Stimme begrüssen, die hoch und singend wird. Sie macht liebende, bewundernde Laute. Dann berührt und streichelt sie es sanft mit den Fingerspitzen, um es erst ein wenig später fester anzufassen und an sich zu nehmen.

Ich kenne eine Frau, welche mit der Hebamme eine Verabredung traf, dass man sie bei der Geburt selber handeln lasse. Sie nahm sich dann auch viel Zeit, das Kindlein selber zu empfangen, zu halten und aufzuheben. Das war für die Mutter ein eindrückliches und sehr befriedigendes Erlebnis, von dem sie immer wieder erzählte.

*Bindungsverhalten*

Das Kind bringt die Fähigkeit, mit seiner Umwelt in

---

11 J. Liedloff: Auf der Suche nach dem verlorenen Glück. Gegen die Zerstörung unserer Glücksfähigkeit in der frühen Kindheit, Beck Verlag

Beziehung zu treten, mit auf die Welt. Es löst durch sein Verhalten bei den Betreuern Reaktionen aus und sucht diese Bindung an eine feste Bezugsperson – meistens ist das die Mutter. Man nennt dieses Bemühen *Bindungsverhalten*.

Es ist für den Säugling lebensnotwendig, dass seine personelle Umwelt mit ihm in Beziehung tritt. Der Mensch kann nur durch den anderen, durch das »Du« erfahren, wer er ist; er kann seine Identität nur finden, wenn jemand da ist, der ihn spiegelt und auf ihn reagiert. Der Säugling ist gut ausgerüstet, sich diese Zuwendung bei uns zu holen und löst in uns starke Gefühle der Zuneigung und Fürsorglichkeit aus.

Wir reagieren instinktiv auf sein Bindungsverhalten. Wir halten dem Blick des Kindes stand, wir lächeln, sprechen, machen lustige Grimassen und Geräusche, um ihm ein Kichern zu entlocken. Wir streicheln, schaukeln und halten es. Normalerweise reagieren Väter, Mütter und Betreuer instinktiv auf diese Art und Weise, und die Interaktionen sind spielerisch und freudvoll.

### Die Bindung an eine feste Bezugsperson ist ein Grundbedürfnis des Säuglings.

Antwortet die Bezugsperson auf die Bemühungen des Säuglings, Kontakt aufzunehmen, aus irgendeinem Grunde auf Dauer nicht oder nur ungenügend, so entsteht bei ihm die Grundstimmung, dass es nicht geliebt wird und nicht liebenswert ist.

### Der Säugling ist darauf angewiesen, dass die Bezugsperson sein Bindungsverhalten erwidert.

#### Die Bezugspersonen
Der Säugling braucht mindestens eine oder zwei feste Bezugspersonen – in der Regel die beiden Eltern. Im täglichen Rhythmus von Pflege, Füttern und spielerischen Interaktionen erfüllen sie die Bedürf-

nisse des Kindes und vertiefen Bindung und Beziehung.

> »Nur indem wir ihm unsere Zuneigung schenken, kann es ein ›Ich‹ entwickeln, Vertrauen, dass es nicht hilflos ausgeliefert ist und Selbstwertgefühl.
> Dieser affektive Grundton – oder diese affektive Gestimmtheit, die der Säugling erwirbt im Zusammenspiel mit seiner personellen Umwelt führt zu einer bestimmten Art von Beziehung oder Bindungsverhalten, wie die Forscher sagen. Man hat herausgefunden, dass dieses Bindungsverhalten zumindest bis zum 6. Lebensjahr (soweit ist es untersucht – älter sind die Babies nicht, die man beforscht hat) – konstant bleibt und sich nicht mehr ändert in bezug auf diese wichtige Beziehungsperson. Das heisst, diese frühe, affektive Gestimmtheit und die Vorgänge zwischen den wichtigen Bezugspersonen und dem Baby haben weitreichende Konsequenzen für seine spätere Entwicklung.«[12]

*Der Bindungsprozess beim hospitalisierten Säugling*
Beim kranken Neugeborenen oder Frühgeborenen in der Beobachtungs- oder Intensivstation *wird das »Bonding« durch die äusseren Umstände erschwert.* Nun ist nicht mehr die Mutter Hauptperson, was Pflege und Ernährung anbetrifft, sondern ein ganzes Team von Menschen, das je nach Schicht und Wochentag wechselt. Selbst innerhalb einer Arbeitsschicht wird es von mehreren Personen betreut. Es schaut innerhalb weniger Stunden in viele verschiedene Gesichter und wird von den unterschiedlichsten Händen berührt und gehalten. Viele der Handlungen verursachen ihm Schmerzen. Das Kind in einer solchen Situation hat es schwer, eine Bindung einzugehen und Vertrauen zu entwickeln.

Diese Tatsache wurde mir klar, als ich während einer Woche im Säuglingszimmer eines Bezirkspitals mitarbeitete und Wöchnerinnen und Personal die Baby-Massage lehrte:

12 Schweizer Radio DRS: Sendung »Kontext«, Baby-Power mit Gisela Zeller-Steinbrich, ausgestrahlt am 15.7.91

Auf jener Abteilung war ein etwa fünfwöchiges Mädchen. Seine Mutter war sofort nach der Geburt als Notfall in ein grösseres Spital überwiesen worden. Das Baby war eine Termingeburt und gedieh normal, konnte jedoch nicht entlassen werden, weil zu Hause niemand war, um es zu betreuen.

Die Schwestern liebten dieses Kind, denn es war schon länger da als alle anderen Babies und wurde von ihnen verhätschelt. Ich erhielt die Aufgabe, das Mädchen täglich zu massieren, um ihm die Trennung von der Mutter ein wenig zu erleichtern. So massierte ich es ein- manchmal zweimal am Tage und gab ihm auch sein Bad und die Flasche. Da ich nicht zum festen Personal gehörte, stand mir viel Zeit zur Verfügung.

Obwohl das Baby eine normale Gewichtszunahme zeigte, war mir einfach nicht ganz wohl. Es fiel mir auf, dass es kaum Blickkontakt mit mir aufnahm. Wenn sich unsere Augen begegneten, wendete es seinen Blick schnell wieder ab. Im täglichen Rhythmus (Rhythmus baut Vertrauen auf und gibt ein Gefühl der Sicherheit) fuhr ich fort mit den Massagen und Bädern, die es zu geniessen schien. Vom dritten Tag an geschah eine Veränderung: das Mädchen begann, mir in die Augen zu schauen und meinem Blick standzuhalten. Wir bauten eine Beziehung auf! Und obwohl es äusserlich keine auffallenden Veränderungen gab, spürte ich, dass hier etwas Wesentliches geschehen war. Zum erstenmal war über mehrere Tage hinweg immer wieder die gleiche Person erschienen, um es zu pflegen, zu ernähren und zu massieren, und es durfte wagen, eine Beziehung einzugehen. Dieses Kind war körperlich sehr gut versorgt worden und hatte eine ganze Menge an Zuwendung erhalten. Es gab auch einen Rhythmus im täglichen Ablauf – aber es fehlte die Beständigkeit und Verlässlichkeit, was seine personelle Umwelt betraf – es gab keine feste Bezugsperson.

Nun machte ich mir Gedanken darüber, welche Wirkung es auf das Mädchen haben würde, wenn auch ich wieder aus seinem Leben verschwinden würde, da es doch den Schritt gewagt hatte, zu vertrauen. Doch wir hatten Glück. Am Tag meiner Abreise kam die Grossmutter und holte das Mädchen nach Hause. Diese Notwendigkeit einer festen Bezugsperson liefert ein wichtiges Argument für das Einbeziehen der Mutter in die Pflege des hospitalisierten Säuglings.

*Die Rolle der Sinnesorgane beim Bindungsprozess*
Bindung geschieht mit Hilfe der Sinnesorgane. Ohne die Sinnesorgane ist keine Bindung möglich. Sie sind die Brücke unserer Seele zur Aussenwelt und zum Mitmenschen, und wir bringen sie alle ins Spiel, wenn wir uns mit dem Kind befassen.

*Die Augen:*
Unsere Augen können nicht lügen. Sie zeigen unsere Gefühle. Das Kind ist auf die Zuneigung, die Liebe und die Freude, die aus unsern Augen leuchten, wenn wir es pflegen oder mit ihm spielen, angewiesen.

*Der Geruchsinn:*
Der Geruchsinn ist bei Neugeborenen gut ausgeprägt, und sie reagieren stark auf Gerüche. Mit Hilfe des Geruchsinnes identifizieren sie die Mutter und finden die Brustwarze. Odent hat festgestellt, dass Babies Mühe hatten beim Anlegen an die Brust, wenn starke Gerüche im Raum vorhanden waren.[13]

*Das Gehör:*
Schon lange vor der Geburt hört der Säugling mit. Schwangere erzählen, wie ihre ungeborenen Babies klar auf Musik reagieren und mehr als eine Mutter

13 Michel Odent: Vortrag an der Internationalen Konferenz »Gebären in Sicherheit«, Zürich 1992

hat mir erzählt, dass sie ein lautes Rockkonzert verlassen musste, weil das Kleine durch unaufhörliches, extremes Kicken protestierte.[14]

Beim Bindungsprozess spielt die Sprache eine elementare Rolle. In unserer Stimme schwingen Empfindungen und Gefühle, Ungeduld oder Freude. Das Baby hört daraus unsere Bewunderung und Liebe. Es versteht genau, was wir ihm sagen – nicht die Worte, sondern den tiefen Sinn.

Ohne Sprache sind wir isoliert von den Mitmenschen. Wie tödlich das im wahrsten Sinne des Wortes ist, zeigt der bekannte und berüchtigte Versuch von Friedrich II. (1194-1250):

> » ... der herauszufinden trachtete, welche Sprache und welche Art des Sprechens Kinder entwickeln würden, wenn sie heranwüchsen, ohne dass jemand mit ihnen redete. Er gebot also den Pflegemüttern und Ammen, den Kindern die Brust zu geben, sie zu baden und zu waschen, aber nicht mit ihnen zu sprechen. Er hoffte dadurch zu entdecken, ob sie die älteste Sprache, also hebräisch, oder griechisch, lateinisch oder vielleicht die Sprache ihrer Eltern sprechen würden. Aber seine Bemühungen in dieser Hinsicht waren vergeblich, denn alle Kinder starben. Sie konnten ohne das Streicheln, die liebevollen Gesichter und die zärtlichen Worte ihrer Pflegemütter nicht leben. Deshalb sind die Wiegenlieder, die eine Frau singt, während sie das Kind wiegt, und mit denen sie es einschläft, so wichtig« (aus: Montagu, Körperkontakt, S. 68).

Interessant ist, dass Säuglinge vor allem auf die höheren Frequenzen der Frauenstimme ansprechen, und Frauen aller Kulturen ihre Tonlage erhöhen, wenn sie mit Babies reden.

*Der Geschmacksinn:*
Der Geschmacksinn ist bei Kleinkindern ausserordentlich gut entwickelt. Unser aller Geschmacksinn wäre eigentlich da, uns bei der Wahl unserer Nahrung zu leiten, doch wir verderben mit unserer Zivilisationskost unseren Kindern schon früh den Gaumen mit künstlichen Aromen, Zusätzen usw., so dass der natürliche Instinkt verlorengeht. Wir müssen dann Bücher lesen, die uns sagen, was für uns gut ist, uns aber nur noch mehr verwirren, weil jeder Experte wieder etwas anderes empfiehlt. Doch die Natur hatte uns dafür einen Instinkt gegeben, der leider stumpf geworden ist durch unnatürliche Exzesse.

Es gibt keine bessere Nahrung als die Muttermilch, und daran ändern auch die Zusatzvitamine in der Pulvermilch nichts. Aber das dürfte heute doch wohl wieder allgemein akzeptiert sein, im Gegensatz zu den Fünfziger- und Sechzigerjahren, wo man uns Mütter völlig verunsicherte. Neben all den physiologischen Vorteilen der Muttermilch, wie etwa die Immunisierung gegen bestimmte Krankheiten, wird die Bindung zwischen Mutter und Kind beim Stillen noch inniger.

*Der Tastsinn:*
Die Haut mit all ihren Empfindungen spielt beim »Bonding« eine übergeordnete Rolle. Der Tastsinn wird von allen Sinnen zuerst entwickelt, und die Art, wie wir als Säuglinge berührt wurden, prägt uns alle fürs Leben. Darüber, und wie wir dieses Wissen nützen können, werden wir uns in weiteren Kapiteln noch einige Gedanken machen.

*Der Gleichgewichtssinn:*
Ich möchte auch noch den Gleichgewichtssinn erwähnen, der für unsere Entwicklung eine grosse Rolle spielt. Das Vestibularsystem – das Gleichgewichtsorgan im Ohr – ist für unsere Orientierung im Raum verantwortlich. Wir haben wohl alle als Kinder damit experimentiert, indem wir uns im Kreise drehten und drehten, bis wir nicht mehr aufrecht stehen konnten.

---

14 Verny: Das geheime Leben des Ungeborenen

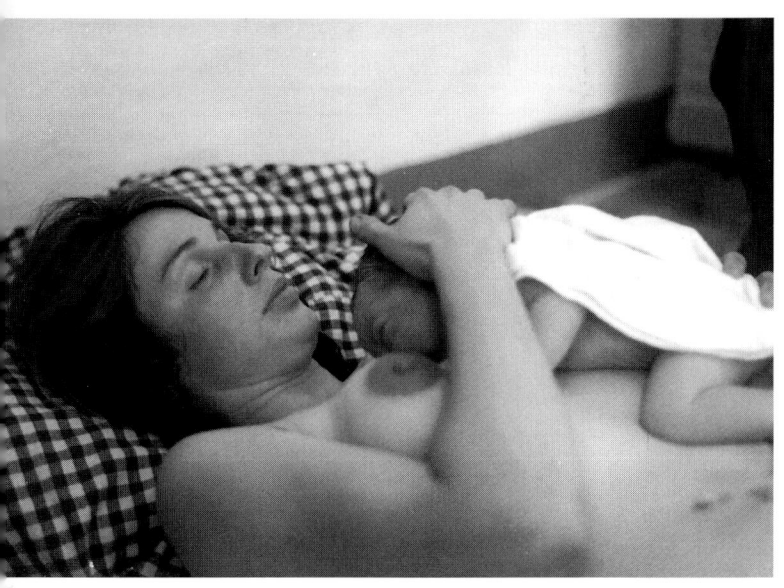

sage-Kursen ist das oft ein Thema. Auch hier sind wir verunsichert. Wir unterscheiden nicht mehr zwischen einer falschen Nachgiebigkeit, einem Alles-Gewähren-Lassen und dem Verschenken echter Wärme und Zärtlichkeit, wo aber durchaus auch Platz ist für eine klares und konsequentes Nein.

*Schaukeln, Tragen und*
*Zärtlichsein bedeuten nicht Verwöhnen.*

Es scheint, dass eine Stimulierung des Vestibular-Systems durch Schaukeln und rhythmische Bewegungen die neurologische Entwicklung des Kindes fördert. Es gibt kaum ein Volk, das diesem Bedürfnis nicht in irgendeiner Weise nachkommt: sei es durch das Tragen des Kindes auf Rücken oder Brust, durch schaukelnde Hängematten, durch die Wiege etc. Wir haben die Wiege abgeschafft, weil wir im »fortschrittlichen« Westen keine so altmodischen Dinge brauchen und unsere Kinder nicht »verwöhnen« wollen. (Montagu, S. 96) Was für ein Unterschied zu anderen Völkern. Ich lebte lange in Afrika, und es war für mich damals sehr faszinierend, mit welcher Selbstverständlichkeit die Mütter ihre Babies auf dem Rücken überallhin mitnahmen – auch wenn die Frauen am Fluss ihre Wäsche wuschen. Jedesmal, wenn sich die Mutter hinunterbeugte, um das Wäschestück auf die Steine zu schlagen, kippte das Kind auf ihrem Rücken mit und stand einen Moment lang Kopf.

Woher kommt eigentlich unsere Angst, die Kinder zu verwöhnen, wenn wir sie viel tragen oder bei uns haben? In den Geburtsvorbereitungs- und Babymas-

24

# Das Sinnesorgan Haut

«Wenn wir von ›liebevollem Lecken‹ oder von kutaner, taktiler Stimulierung reden, sprechen wir von einem wichtigen und wesentlichen Gehalt an Zuneigung und ebenso klar von einem Hauptfaktor der gesunden organische Entwicklung jeden Lebewesens.»[15]

## Die Bedeutung taktiler Stimulierung beim Neugeborenen

Im zweiten Teil dieses Buches wird eingehend die Baby-Massage behandelt, weil ich sie als eines der besten Mittel ansehe, dem Urbedürfnis nach Berührung entgegenzukommen. Wie elementar und biologisch notwendig Berührung ist, haben wir in unsern westlichen Zivilisationen seit mehreren Generationen verdrängt. Wahrscheinlich nicht zuletzt deshalb, weil man uns unter dem Einfluss der Kirchen Körperfeindschaft gepredigt und anerzogen hat. Leibliche Genüsse und jede Sinnlichkeit waren synonym mit Verderbnis und Sündenfall. Die seit den sechziger Jahren herrschende allgemeine Erlaubnis zur Promiskuität ist aber keine wahre Befreiung. Wir können Unterdrückung, die Jahrhunderte dauerte und unseren Bezug zu Körper und Sexualität schwer störte, nicht mit einer solchen Kehrtwende in fünf Minuten heilen. Das ist nicht die Lösung. Es braucht viel mehr einen inneren Befreiungsprozess jedes einzelnen von uns. Erst wenn wir innerlich frei sind von falschen Hemmungen und anerzogenen Zwängen und eine liebevolle Beziehung zum eigenen Körper haben, werden wir unsere Sexualität frei geniessen. Wir handeln dann in eigener Verantwortung und gehen Beziehungen ein, die uns nähren und fördern. Dass das Geschäft mit der Pornographie so blüht und wir im Westen geradezu besessen sind vom Thema Sex, ist kein gutes Zeichen, sondern eher Beweis, dass wir den Zugang zu einer gesunden, bereichernden Sexualität vermissen.

Die meisten müssen erst wieder lernen, sinnlich zu sein und zu geniessen ohne innere Zensur. Vielleicht sind uns Zärtlichkeit und Sinnlichkeit nicht zuletzt abhanden gekommen, weil wir als Babies nicht genug berührt und gestreichelt wurden.

Die Haut spielt aber nicht nur für den Bindungsprozess und somit für unser soziales Verhalten und unsere seelische Entwicklung eine grosse Rolle, sondern auch für die körperlichen Funktionen und das Wachstum. Wie wichtig die Stimulierung der Haut ist, sehen wir am Verhalten der Tiere. Tiere lecken ihre Jungen. Das Füttern allein genügt zum Überleben nicht. Unterlässt es das Muttertier aus irgendeinem Grund, ihr Junges zu lecken, so stirbt es, da das Urogenital-System ohne Stimulierung der Haut nicht funktioniert. Das heisst, die Tiere sterben an Harnverhalten.

Nun gibt es aber kaum Völker, die ihre Neugeborenen lecken – mit Ausnahme von Polargegenden und vom Tibet, wo in wasserarmen Zonen Kinder manchmal zum Reinigen geleckt werden, und Montagu kommt zum Schluss, dass die stundenlange Wehentätigkeit beim Menschen das Lecken nach der Geburt ersetzt.

15 A. Montagu: Körperkontakt, S. 26

25

Mütter, welche selber keine schwerwiegenden Mängel erleiden mussten und noch einen gesunden Instinkt besitzen, streicheln, liebkosen und schaukeln ihre Babies von selbst.

> »Die Haut umhüllt uns vollkommen, ist das früheste und sensitivste unserer Organe, unser erstes Medium des Austausches und unser wirksamster Schutz. Wahrscheinlich ist sie neben dem Gehirn das wichtigste unserer organischen Systeme. Der am unmittelbarsten mit der Haut verbundene Sinn, der Tastsinn, der Ursprung aller Empfindungen, wird vom menschlichen Embryo vor allen anderen Sinnen entwickelt. Es ist ein allgemeines Gesetz der embryonalen Entwicklung, dass eine Funktion umso wichtiger ist, je früher sie auftritt.«[16]

**»Die Grundlage der Bindung zwischen Mutter und Säugling ruht eher auf Berührung und Stimulierung der Sinnesorgane als auf Füttern oder Pflege.«** (Ruth Rice)

Wie wir sehen werden, kommt Massage diesem Bedürfnis in einem hohen Masse entgegen. Sie unterstützt nicht nur den Organismus in all seinen Funktionen, sondern gibt dem Kind die Berührung, die seine Haut so sehr verlangt. Und – viel wichtiger – das Kind erlebt Geborgenheit und Zuwendung. Es entwickelt Vertrauen und Selbstwertgefühl.
Massage ist eine der besten Möglichkeiten, den Patienten (Erwachsenen wie Kindern) gleichzeitig sowohl körperlich als auch psychisch zu helfen. Wir unterstützen damit nicht nur die Funktionen sämtlicher Orangsysteme, sondern fördern das Wohlbefinden allgemein. Durch das Lösen von Verspannungen im Körper findet parallel eine Entlastung auf der Gefühlsebene statt. Durch die persönliche Zuwendung werden Ängste und Verlassenheitsgefühle entschärft.
Die folgenden Worte gehören wahrscheinlich zu den am meisten zitierten von Dr. Leboyer:

> »Wir müssen sie mit Wärme und Zärtlichkeit
> genug und übergenug füttern.
> Denn sie brauchen sie,
> so sehr wie Milch.
>
> Berührt, gestreichelt, massiert werden,
> das ist Nahrung für das Kind.
> Nahrung, die genau so wichtig ist
> wie Mineralien, Vitamine, Proteine,
> Nahrung, die Liebe ist.
> Wenn ein Kind sie entbehren muss,
> will es lieber sterben.
> Und nicht selten stirbt es wirklich.«[17]

Das nächste Kapitel handelt von der frühen Entwicklung und beschreibt wissenschaftliche Erkenntnisse über die Wirkung taktiler Stimulierung auf die physiologischen Vorgänge im Körper. Wir werden sehen, wie körperliche Reize Gefühle auslösen und diese wiederum die chemischen und hormonellen Vorgänge im Körper mitbestimmen.
Die folgenden Seiten zur Physiologie sind für die eigentliche Behandlung des Kindes nicht so wichtig. Sie enthalten mehr interessante Informationen aus der Forschung, die aus wissenschaftlicher Sicht belegen, wie bedeutungsvoll die Art und Weise, wie wir unsere Babies behandeln, für uns alle ist.
Wenn Sie Ihrem Kind oder einem Baby, das Ihnen anvertraut ist, sogleich helfen möchten und nicht genug Zeit zum Lesen haben, gehen Sie gleich über zum Kapitel »Praktische Anwendungen«. Dort finden Sie Vorschläge, wie Sie ihm das Wichtigste, das es jetzt braucht, geben und ihm neben der medizinischen Behandlung einfach, aber wirkungsvoll helfen.
Um Ihr Kind konkret zu unterstützen, brauchen Sie die Kapitel über die physiologischen Zusammenhänge nicht gelesen zu haben.

---

16 Montagu: a.a.O.

17 Dr. F. Leboyer: Sanfte Hände

# II. Entwicklung und Physiologie

## Die Entwicklung des Gehirns

### Warum Erfahrungen während der ersten 6 Monate so wichtig sind

Der Mensch wird, um die Passage durch den engen Geburtskanal zu ermöglichen, eigentlich zu früh geboren. Er kommt unterentwickelt zur Welt und braucht länger als alle anderen Säuger, um selbständig zu werden. Längeres Verweilen im Uterus bringt keine Vorteile. Die perinatale Sterblichkeit ist bei übertragenen Säuglingen doppelt so gross wie bei Datumkindern:

> »Die Gestation (latein. = das Tragen) ist tatsächlich nicht mit der Geburt vollendet, sondern setzt sich ausserhalb der Gebärmutter fort. Wir haben also Uterogestation (das Tragen im Uterus) und Exterogestation (ausserhalb der Gebärmutter). Bostock schlug vor, man solle die Grenze der Exterogestation etwa setzen, wenn das Kind auf allen Vieren kriechen kann. ... Es ist interessant, dass die durchschnittliche Exterogestation etwa 266 $\frac{1}{2}$ Tage dauert, also genausolange wie die Schwangerschaft.« (Montagu)

*Hirnwachstums-Schübe (Brain Growth Spurt Period)*
Die Entwicklung des Gehirns geschieht in zwei grossen Phasen:
1. Zwischen der 10. und ca. 18. Woche der Schwangerschaft wird die volle Zahl der Nerven des Erwachsenen gebildet.
2. Von der 18. bis 20. Woche der Schwangerschaft bis etwa zum zweiten Lebensjahr findet Wachstum und Reifung statt. Man spricht bei dieser zweiten Periode von brain growth period = Hirnwachstums-Periode. Das Gehirn des Menschen ist bei der Geburt nicht voll entwickelt und muss noch reifen. Der Prozess verläuft nicht eben, sondern in Wachstums-Schüben.

*Das stärkste Hirnwachstum findet während der ersten sechs Lebensmonate statt.*

*Gewicht des Gehirns:*
bei der Geburt 25% des Erwachsenen
mit 6 Monaten 50% des Erwachsenen (John Dobbing 1974)

Beim dritten Geburtstag hat der Hirnumfang des Kindes bereits 90% der Grösse des Erwachsenenhirns erreicht und wird sich nur noch geringfügig verändern. (Montagu)

*Das Gehirn im ersten halben Jahr:*
Wissenschaftler aus der Hirnforschung zeigen uns, welch äusserst sensible Wachstumsperiode das erste halbe Jahr ist. Hier findet die stärkste neurologische Entwicklung statt, und es werden Grundlagen gelegt für das ganze spätere Leben. Heute wird uns durch wissenschaftliche Erkenntnisse in der physiologischen und psychologischen Forschung mehr und mehr bewusst, wie beeindruckbar wir in den ersten Monaten des Lebens sind.
Daher ist Mangel an Berührung und Zuneigung während der sensiblen Phasen des Hirnwachstums

besonders verheerend. Werden wir den Anforderungen des Kindes in der ersten Lebensphase nicht gerecht, sind mehr oder weniger grosse psychische Störungen im Erwachsenenalter zu erwarten. Dies sind Folgen, welche daraus entstehen können: (Rice)

- Depressionen
- Gefühl der Verlassenheit
- Unfähigkeit, im späteren Leben Beziehungen auf Dauer zu halten
- Aggressivität
- Schnelle Überforderung bei Stress und das Gefühl, keine Macht über sein Schicksal zu haben
- schwankendes Selbstwertgefühl

Auch Selbstentfremdung[18] kann eine Folge früher Störungen sein.

*Mangel an Nahrung und Zuwendung sowie an senso-motorischen Eindrücken während dieser sensiblen Phase hinterlassen schwerwiegendere Störungen als Deprivationen in einer späteren Lebensphase. (Rice)*

*Unsere Chance zu helfen*

Diese Verletzlichkeit des noch unreifen Nervensystems und die damit einhergehende Beeindruckbarkeit bietet uns daher auch eine Chance, die Entwicklung der Kinder während dieser frühen Lebensperiode zu fördern. Freudvolle Erlebnisse, liebevolle Fürsorge und Körperkontakt hinterlassen ebenso tiefe Spuren wie negative Erfahrungen. Das bedeutet, dass wir mit einer intensiven Betreuung, Körperkontakt und regelmässiger taktiler Stimulierung bei Problemen wie Frühgeburt, mangelndem Gedeihen, Traumen, Schlafstörungen u.a. die Chance haben, zu helfen und zu heilen. Rice erwähnt:

» ... Dobbing glaubt, dass ein zurückgebliebenes Wachstum des Gehirns bei Babies mit fetaler Wachstumsverzögerung durch intensive Wachstumsförderung nach der Geburt und während der ersten zwei Jahre aufgeholt und kompensiert werden kann.«

Dobbing und Rice vertreten, dass taktile und kinästhetische Stimulierung die neurologische Entwicklung fördern. Und die Ergebnisse verschiedener Untersuchungen bestätigen dies. Die Unterschiede zur Kontrollgruppe waren bei den massierten Frühgeborenen im Bereich der neurologischen Entwicklung am markantesten.

*Wirkung taktiler Stimulierung (Untersuchungen von R. Rice) auf die neurologische Entwicklung:*

- grössere Komplexität der Dendriten[19]
- Zunahme der Myelinscheiden[20]
- Ausschüttung von Somatotropin ins Blut erhöht (Wachstumshormon)
- weniger Ausschüttung von Adrenalin (Stresshormon)
- allgemein bessere endokrine (hormonelle) Funktion

Mir scheinen diese Erkenntnisse aus der Wissenschaft von grösster Bedeutung für alle, die mit Säuglingen in irgendeiner Art zu tun haben und an jenen Schlüsselpositionen stehen, wo unser Handeln so weittragende Folgen hat.

---

18 Kathrin Asper: Verlassenheit und Selbstentfremdung, Walter Verlag

19 Dendriten: Verzweigte »Leitung«, die der Übermittlung von Erregung zwischen den Nervenzellen dienen.
20 Myelinscheiden: Markscheiden = Isolierschicht der Nervenfasern

# Physiologie

## Wirkung taktiler Stimulierung auf das Hormonsystem

### Das limbische System – ACTH und STH

Die Zeichnung stellt einen vereinfachten Querschnitt durch das menschliche Gehirn mit einer schematischen Darstellung des limbischen Systems dar (Pfeile). Das limbische System ist Schaltstelle zwischen dem, was wir mit den Sinnesorganen wahrnehmen, und den Vorgängen im Endokrinium (dem Hormonhaushalt).

»Es regelt das Affekt- und Triebverhalten und dessen Verknüpfung mit vegetativen Organfunktionen; wahrscheinlich auch für das Gedächtnis von Bedeutung.« (Roche Lexikon Medizin)

### Limbisches System und Gefühl

Afferenzen – das sind zuführende Nervenbahnen – leiten sämtliche Erregungen von der Peripherie in das Rückenmark und von dort in die Hirnrinde. Das heisst, alles, was wir mit unseren Sinnen – Augen, Gehör, Haut, Geruchs- und Geschmacksorgan – wahrnehmen, wird zur Hirnrinde und von dort zum limbischen System geleitet. Dort werden die vom Sinnesorgan empfangenen Reize ausgewertet, und zwar auf der Gefühlsebene. Die Eindrücke von der Aussenwelt werden nun als angenehme oder unangenehme Empfindungen eingestuft und von uns »erlebt«. Nervenreize und chemische Stoffe werden hier zu einem Gefühl! Das limbische System bestimmt somit die Art und Weise, wie wir auf äussere Reize reagieren und übt einen grossen Einfluss auf unser Befinden sowie unser soziales und sexuelles Verhalten aus.

Chemisch wirkt es direkt auf den Hypothalamus, das übergeordnete Steuerungsorgan der Hormondrüsen. Der Hypothalamus wiederum steuert die Hypophyse und diktiert, welche Hormone vom Hypophysenvorderlappen in die Blutbahn ausgeschüttet werden (siehe Darstellung).

*Im limbischen System berühren
sich die materielle und die seelische Ebene.*

### Limbisches System und Gedächtnis

Vieles ist noch ungeklärt, aber das limbische System spielt scheinbar auch eine Rolle bei der Speicherung von Erfahrungen. Wir wissen aus der Psychologie, dass nie ein Erlebnis verlorengeht. Ereignisse, welche von starken Gefühlen begleitet sind, prägen sich uns besonders tief ein und werden nie vergessen. Sie bestimmen oft unbewusst unser Verhalten bis ins hohe Alter.

*Gefühle wie Wohlbefinden, Angst, Stress, Freude
wirken auf das Endokrinium. Das heisst, sie beeinflussen
die hormonelle Zusammensetzung des Blutes und somit
die physiologischen Vorgänge, das Immunsystem und
das Wachstum!*

# Hormone und Gefühle
# Gefühle und Hormone

## Das limbische System ACTH und STH

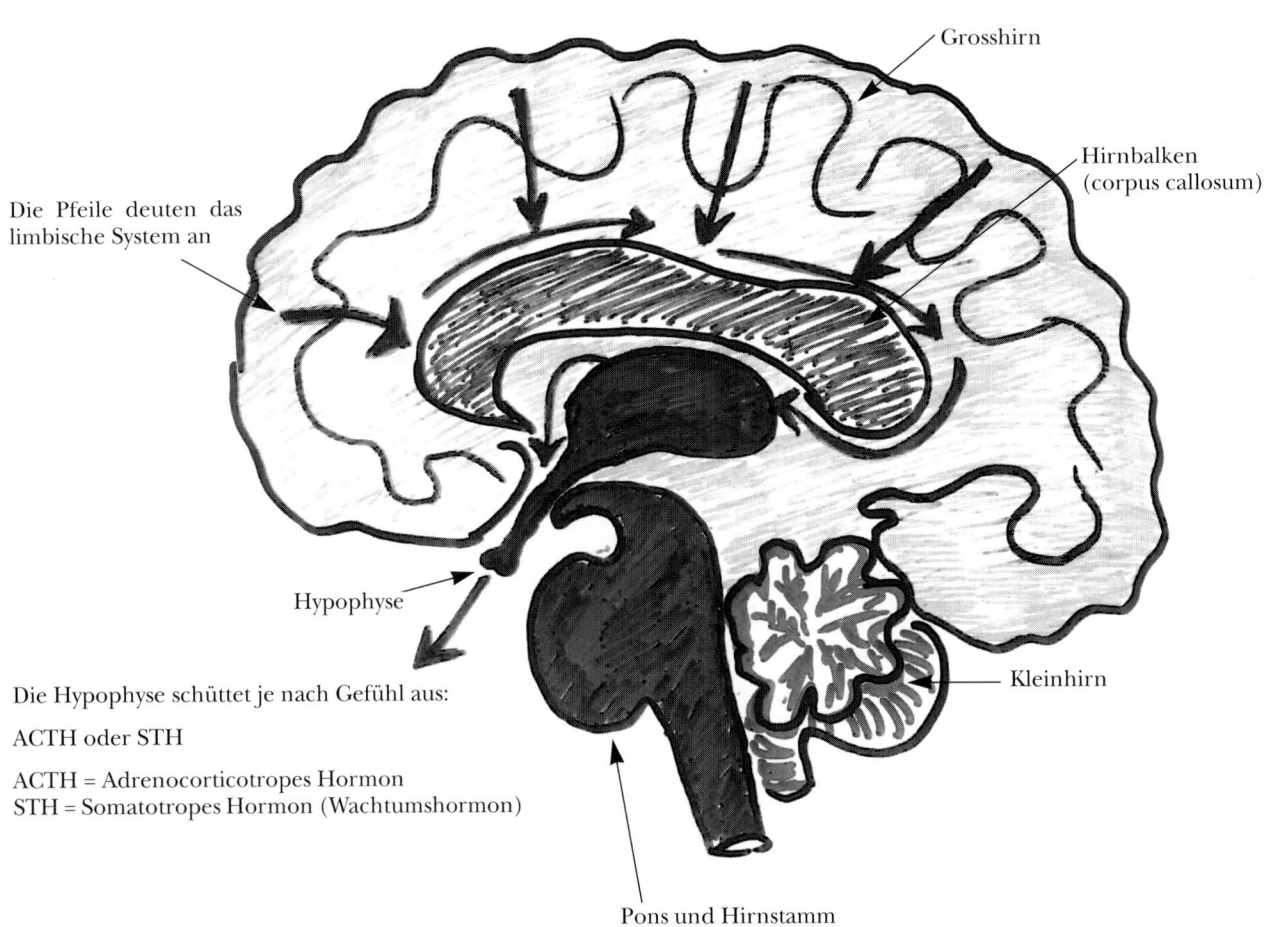

Grosshirn

Hirnbalken
(corpus callosum)

Die Pfeile deuten das
limbische System an

Hypophyse

Kleinhirn

Die Hypophyse schüttet je nach Gefühl aus:

ACTH oder STH

ACTH = Adrenocorticotropes Hormon
STH = Somatotropes Hormon (Wachtumshormon)

Pons und Hirnstamm

*Dauerstress und Resignation – das »inhibition of action syndrom«*

Inkubator und Intensivstation sind für das Baby eine extreme körperliche und seelische Belastung. Die Sinnesorgane sind durch eine Flut von Reizen überlastet. Das Kind ist hellem Licht und einem hohen Lärmpegel ausgesetzt und muss bewegungslos ohne körperlichen Kontakt in der Isolette (in Isolation, Verlassenheit) liegen. Die meisten Erfahrungen, welche diese Kinder beim Berührtwerden machen, sind schmerzhafter Natur, verursacht durch Blutentnahmen, Spritzen, Sonden etc. Wenn ein Neugeborenes über Tage oder gar Wochen in diesem extremen Zustand verharren muss, kann ein gefährlicher Teufelskreis einsetzen:

In einer Stress-Situation bereitet sich der Organismus durch Ausschüttung von Noradrenalin auf Flucht oder Kampf vor (Flight- or Fight-Reaction). Doch das Kind kann weder flüchten noch sich gegen seinen Zustand wehren. Noradrenalin aktiviert den Hypothalamus und hält ihn dauernd in einem überspannten Zustand. Der Körper schüttet Cortison aus und bringt Bewegung und Reaktionen zum Stillstand. Es entsteht ein krankhaftes Verhalten, welches als »inhibition of action« bekannt ist, was soviel bedeutet wie »Unfähigkeit zu handeln oder zu reagieren«. Das Kind resigniert und unterwirft sich seiner hoffnungslosen Lage. Auch bei schmerzhaften Eingriffen bleibt es apathisch und reagiert nicht einmal mehr durch Weinen. Hat man wohl darum bis vor nicht allzu langer Zeit angenommen, die Neugeborenen spüren von Eingriffen nichts?

Wie wir gesehen haben, sind Gefühlserlebnisse in der frühkindlichen Phase von Bedeutung. Deprivation, Verlassenheit, körperliche und seelische Verletzungen jeder Art beeinflussen unser Verhalten, so dass wir später unter Umständen völlig inadäquat und »emotional« auf Situationen reagieren. Das bedeutet, wir entwickeln ein Verhaltensmuster. In bestimmten Situationen, werden in uns Erinnerungen an schwere Erfahrungen wach und bestimmen unser Verhalten. Wir reagieren dann so, als wären wir noch in der ursprünglichen Notlage oder Bedrohung. Wir nehmen die jetzige harmlose Lage unrealistisch wahr – so als wären wir in echter Gefahr. Da es unbewusste Inhalte sind, die heraufbeschworen werden und uns »überfallen«, hilft uns in solchen Momenten weder unser Verstand noch unsere Vernunft. Wir werden überschwemmt von Emotionen wie unbegründeter Eifersucht, irrationalen Ängsten und Phantasien. Auch der Körper reagiert – mit beschleunigter Herzfrequenz, schneller Atmung usw.

Ich kenne das aus eigener Erfahrung: Ich verbrachte meine ersten Lebensjahre in Deutschland. Als ich auf die Welt kam, hatte eben der Zweiten Weltkrieg begonnen. Meine ersten Erinnerungen sind verbunden mit endlosen Nächten im Luftschutzkeller, Bombenalarm, ständiger Gefahr und verängstigten Erwachsenen, die selber so voller Sorgen waren, dass sie sich kaum um uns Kinder kümmerten. Viele Jahre später, als ich schon lange in der Schweiz wohnte, erwachte ich mehrmals starr vor Angst, mit Herzrasen und in Schweiss gebadet, wenn nachts ein zweimotoriges Flugzeug über unser Dorf brummte. Ich war schon über vierzig Jahre alt, doch mein biologisches Gedächtnis signalisierte bei diesem Geräusch immer noch Alarm. Als mir bewusst wurde, woher die Panik kam, und ich den Zusammenhang mit dem Krieg erkannte, vergingen die Zustände. Aber noch heute steigt mein Puls leicht an, wenn ich eines dieser Flugzeuge höre. Die schnellen, viel lauteren Düsenjäger der heutigen Luftwaffe lösen in mir hingegen keine Reaktionen aus – es gab sie ja damals noch nicht und sind in meinem Unbewussten nicht mit den frühkindlichen Todesängsten verbunden. So kann ich »vernünftig« reagieren. Ich kann abschätzen, ob real eine Gefahr droht oder nicht.

Solche Verhaltensmuster beeinflussen uns alle mehr

oder weniger stark. Je weniger sie uns bewusst sind, desto mehr Macht üben sie über unser Verhalten aus, wie z.B. in unseren Liebesbeziehungen und im Beruf. Sie blockieren viel Energie, stehlen uns unsere Spontaneität und hindern uns daran, unsere einzigartige Persönlichkeit voll zu entfalten. Das Aufarbeiten frühkindlicher Verletzungen macht uns wieder freier.

## Das endokrine System

Wie unser Wohlbefinden oder Stress das endokrine System und damit unseren Hormonhaushalt beeinflussen, wird in der Wissenschaft beschrieben. Everett W. Bovard kam bei seinen Forschungen mit Ratten über den Einfluss von Streicheln («handling«) in der Phase direkt nach der Geburt zum Schluss, dass es die hypophysär/adrenale Reaktionsschwelle erhöht. Das heisst, es gab bei den gestreichelten Ratten weniger emotionale Reaktionen, und die Nebennieren wurden unter Stress nicht hyperaktiv. Die Balance im Hypothalamus wurde zugunsten des Parasympathikus verschoben.[21]

Das bedeutet: liebevolles Streicheln verändert die Hormonausschüttung derart, dass wir ruhiger, gesünder, ausgeglichener werden und ein stärkeres »Polster« haben gegen Stress; das heisst Belastungen jeder Art, seien sie körperlicher oder seelischer Natur.

Bovard weist auch auf die wichtige Tatsache hin, dass dauernde starke Reize und Aufregung Nieren und Herz-Kreislauf angreifen. So werden bei unserem Lebensstil, mit seiner ständigen Überreizung der Sinnesorgane und Nerven, die Zivilisationskrankheiten wie Herz-Kreislaufbeschwerden, Diabetes, Rheuma weiterhin zunehmen.

*Und so sieht es im Hormonhaushalt aus:*

| Wohlbefinden und Entspannung fördern den Parasympathikus | | Angst und Stress fördern den Sympathikus | |
|---|---|---|---|
| • STH = Wachsstumshormon | + | • NNR-Hormone | + |
| • Stress-Hormon | - | • Stress-Hormon Adrenalin | + |
| • Herz-Frequenz | - | • Herz-Frequenz | + |
| • Sauerstoffverbrauch | - | • Sauerstoffverbrauch | + |
| • Kohärenz der Hirnhälften (erhöhte Intelligenz) | + | | |
| • Alpha-Wellen | + | | |

Wenn ein Baby liebevoll berührt wird, scheidet es mehr Wachstumshormon ins Blut aus. Bei Untersuchungen von Rice zeigten Babies, die massiert wurden, tatsächlich ein schnelleres Wachstum und grössere Gewichtszunahmen.

Der Sauerstoffbedarf zeigt, wie stark ein Organismus belastet ist. Bei Entspannung sinkt beim Menschen der Bedarf an Sauerstoff schon in den ersten drei Minuten um 10% bis 20%, was Regeneration und Erholung begünstigt.

Eine bessere Kohärenz (Zusammenarbeit) zwischen den beiden Gehirnhälften erhöht nicht nur unsere Intelligenz, sondern gibt uns einen besseren Zugang zu unseren kreativen Fähigkeiten und zur Intuition. Wir finden es einfacher, unseren schöpferischen Fähigkeiten Ausdruck zu verleihen.

Wenn unser Gehirn Alpha-Wellen erzeugt, erleben wir ein Gefühl der Ruhe und des Friedens. Der Alpha-Zustand kann mit den heute zur Verfügung stehenden technischen Mitteln gemessen werden und wird in der Medizin anerkannt. Immer mehr Menschen benützen Methoden wie Tiefenentspannung und Meditation, um sich im Alpha-Zustand zu erholen, Frieden und Freude zu erleben und ihr Potential an Kraft und Begabungen zu erschliessen.

---

21 Everett W. Bovard: Effects of Early Handling on Viabillity of the Albino Rat, 1958

## Das Immunsystem

Ein grosser Gewinn der Körperbehandlungen ist eine verbesserte Abwehr gegen Krankheiten. Wenn Stresshormone eine Belastung für das Immunsystem sind, bedeutet umgekehrt Wohlbefinden eine Stärkung der Abwehr. Das wissen die meisten von uns aus eigener Erfahrung. Sind wir gerade an einer wichtigen Sache engagiert, die uns Freude macht, werden wir gebraucht, oder sind wir gar verliebt, so können alle um uns herum an der Grippe erkranken, und wir bleiben gesund. Sind wir jedoch aus irgendeinem Grunde deprimiert, im Stress oder leiden an Schlafmangel, so gesellen wir uns innerhalb kürzester Zeit zu den hustenden und fiebernden Kollegen. Es sind nicht die Viren, welche die Krankheit verursachen, sondern das Terrain, der Zustand des Organismus und seine Unfähigkeit, mit den Angreifern fertigzuwerden. Ein gestärkter Körper und ein frohes Gemüt sind die beste Abwehr gegen Viren und Bakterien. Hier ein Resultat aus der psychosomatischen Forschung, zitiert im Buch »Kindersprechstunde« aus: »The Lancet«, June 27th, 1987: Depression, Stress, Immunity)[22]:

> »Durch die psychosomatische Forschung ist aufgezeigt worden, dass das Immunsystem des Menschen umso funktionstüchtiger ist, je idealistischer, freudiger und mutiger ein Mensch ist. Stress, Trauer, innere Zerrissenheit und Uneinigkeit, Zweifel und Existenzangst lassen die Abwehrkräfte dahinschwinden.« (Depression, Stress, Immunity, »The Lancet« June 27th, 1987)

Spannungen nehmen in dem Masse ab, wie Grundbedürfnisse erfüllt werden. Die Forschung bestätigt es: Wo Freude ist, kann nicht gleichzeitig Stress, Angst oder Aggression herrschen. Erfahrungen von Wohlbefinden und Geborgenheit sind wirkungsvollste Heilmittel. Sie verändern die hormonelle Zusammensetzung des Blutes, fördern dadurch die körperliche und seelische Entwicklung und stärken das Immunsystem. Solche Erkenntnisse verdienen unsere Beachtung. Sie zeigen, dass wir etwas tun können gegen die allgemein zunehmende Infektanfälligkeit der Kinder. Zugegeben, zärtliche Berührung und andere Ratschläge aus der Naturheilkunde sind einfache Mittel, und sie scheinen wenig zu versprechen bei den verwirrenden und komplexen Problemen, mit denen wir konfrontiert sind. Doch unterschätzen wir die einfachen Dinge nicht! Wir brauchen sie dringend. Die Tatsache kann nicht geleugnet werden, dass sich neben all den eindrücklichen Erfolgen in der Chirurgie und bei der Bekämpfung einiger Infektionskrankheiten der allgemeine Gesundheitszustand unserer Kinder ständig verschlechtert. Das ist heute eine grosse Sorge, diese enorme Infektanfälligkeit bei den Kindern. In den europäischen Städten rufen Ärzte immer wieder zum Handeln auf, denn die Atem- und Lungenkrankheiten bei den Kleinkindern sind in einem alarmierenden Ausmass angestiegen. Nach einigen Berichten sollen Allergien in der Bevölkerung in nur einer Generation um ein Vierfaches zugenommen haben. Kinderkrankheiten verlaufen atypisch und sind schwer zu diagnostizieren. Drogenresistente Bakterien lassen sich auch von schweren Geschützen wie Antibiotika nicht mehr beeindrucken.
Eben jetzt, da ich an diesem Kapitel schreibe, kommt mir durch Zufall ein Artikel aus einer englischen Zeitung, dem »Sunday Telegraph«[23] in die Hände mit dem Titel: »Invasion of the Superbugs« (»Invasion der Superbakterien«). Der Artikel stellt eine Neuerscheinung (Mai 1995) vor: Geoffrey Cannon, »Su-

---

22 Aus: Goebel/Glöckler: Kindersprechstunde, Verlag Urachhaus

23 Sunday Telegraph, May 14, 1995, Rezension: Superbugs, Nature's Revenge, Geoffrey Cannon

perbug, Nature's Revenge« (»Superbakterien – Die Rache der Natur«). Das Buch ist eine Warnung gegen den Missbrauch von Antibiotika. Zitat (Übersetzung der Autorin):

>»Das staatliche Gesundheits-Institut der USA schätzt, dass bis zum Jahr 2000 ein Total von 50 000 Tonnen bei Menschen, Tieren und Pflanzen gebraucht wird – eine riesige, ungeplante, ungeprüfte, unkontrollierte Übung in bakterieller Manipulation. Ein Gebrauch diesen Ausmasses macht mikrobielle Massenmutation und damit verbundene neue Arten von Krankheiten unausweichlich.«

Folgende Erklärungen, die der Autor gibt, dürften uns über unseren leichtfertigen Umgang mit Antibiotika nachdenklicher stimmen:

>»Wir sind aufgewachsen im Glauben, dass Bakterien im allgemeinen schädlich sind und haben gelernt, Hygiene mit Sterilität zu verwechseln. Wir brauchen die Bakterien, die in und auf uns leben; sie sind beinahe alle harmlos oder gar gesundheitsfördernd für ihren Wirt, Mensch, Tier oder Pflanze. Neben anderen Funktionen schützen uns harmlose Bakterien gegen invasive Infekte, einfach dadurch, dass sie da sind. Die Bakterien in unserem Darm, manchmal auch als freundliche Flora bekannt, sind ein lebenswichtiges Organ des Körpers. So etwas wie eine Zauberwaffe, das heisst, eine Droge, deren einzige Wirkung die Zerstörung der Krankheit ist, gibt es nicht. Genau wie Pestizide verursachen Antibiotika Wellen in der Ökosphäre. Je mehr sie gebraucht werden und je weiter ihr Spektrum, desto mehr Bakterienarten zerstören sie und lassen eine mikrobiologische Wüste hinter sich. Diese ist in Gefahr, von anderen Bakterienarten – einige anfangs harmlos, andere grundsätzlich schädlich – von Pilzen, Viren und anderen Mikroben, welche die sogenannten Superinfektionen[24] verursachen können, beherrscht und kolonisiert zu werden … Schwerer oder regelmässiger Gebrauch von Antibiotika, die dazu neigen, die Mukosa (die Schleimhaut) der Darmwand

und damit unser Immunsystem zu schädigen, ist wahrscheinlich eine der Ursachen einer Anzahl der während der letzten 50 Jahre stark zunehmenden Erkrankungen, welche für die moderne medizinische Wissenschaft ein Rätsel sind. Diese schliessen Darmerkrankungen ein, wie Darmreizungen und vielleicht sogar Darmkrebs, einige Formen der Arthritis and das entkräftigende Leiden, bekannt als ME.[25] Die Gedärme von Menschen, welche Antibiotika einnehmen, sind Fabriken, die drogenresistente Bakterien produzieren.«[26]

Das ist ein schlimmes Erwachen aus dem Traum der fünfziger Jahre, als wir glaubten, alles im Griff zu haben und bald jede Krankheit unter Kontrolle bringen zu können. Wir müssen wohl oder übel zugeben, dass diese Erwartungen nicht erfüllt wurden. Der grosse, beinahe euphorische Glaube, den wir Wissenschaft und Technik entgegenbrachten, ist angeschlagen durch viele Enttäuschungen. Das hat zur Folge, dass wir nicht mehr jede Neuerung als Fortschritt begrüssen und ungeprüft akzeptieren. Das ist für uns alle – speziell jedoch für Eltern – eine grosse Herausforderung. Während sich die Wissenschaftler und Ärzte streiten und gegenseitig bekämpfen, stehen Väter und Mütter vor wichtigen Entscheidungen. Sie müssen abwägen, welche Impfungen für ihr Kind sinnvoll sind und welche nicht, oder ob eine verschriebene Antibiotika-Behandlung wirklich notwendig ist. Da sie aus der Fachwelt widersprüchliche Informationen erhalten, müssen sich Eltern notgedrungen selber informieren, Risiken abwägen und ihre eigene Meinung bilden. Die Wahl eines Arztes braucht viel Überlegung, weil er die Eltern ja in ihren Ansichten und in ihrer ganzen Lebensphilosophie verstehen und unterstützen soll.
Es schadet nicht, wenn der allzu grosse Glauben in

24 Superinfektionen = erneute Infektion mit demselben Erreger bei noch bestehendem Erstinfekt und noch unvollständiger Immunität (Roche Lexikon Medizin)

25 ME: chronische, unerklärliche Schläfrigkeit und Erschöpfung
26 Geoffrey Cannon: »Superbug, Nature's Revenge«, published by Virgin, 1995.

die Wissenschaft abbröckelt. Das geht einher mit mehr Selbstverantwortung. Der Arzt ist nicht mehr so sehr Autoritätsperson, sondern Begleiter in einem Prozess. Die Erwartung, dass jede Krankheit mit Impfungen und Chemie unter Kontrolle zu bringen ist, verführte zu einem unsorgfältigen Umgang mit der Gesundheit. Es ist gut, Illusionen zu verlieren und unrealistische Erwartungen loszulassen. Wir schieben dann die Schuld weniger auf Arzt und Institutionen, sondern realisieren, dass Gesundheit in erster Linie unsere eigene Verantwortung ist und weitgehend von unseren Gewohnheiten und unserem Lebensstil abhängt. Die grössere Bereitschaft, einen eigenen Beitrag an die Gesundheit zu leisten, spiegelt sich in einem wachsenden Interesse an natürlichen Heilmitteln und vollwertiger Ernährung. So kommen die einfachen und vor allem naturgemässen Dinge wieder vermehrt zu ihrem Recht.

## Entwicklung und Gewalt

«Wie ist das Leben gering, wenn nichts in uns unsterblich ist.»
Amiel

Aus der Entwicklungspsychologie wissen wir, dass Mangel an Berührung und Zuneigung im Säuglingsalter die Neigung zur Gewalttätigkeit im Erwachsenenalter erhöht. Zufriedene, »satte« Säuglinge, deren Grundbedürfnisse erfüllt sind, wären demnach die beste Prophylaxe gegen die zunehmende Gewalttätigkeit in unserer Gesellschaft. Viele haben Mühe, die Tragweite einer solchen Aussage zu akzeptieren. Der Mensch sei von Natur aus gewalttätig, und es habe schon immer Krieg gegeben – Frieden, das sei eine Illusion. So wird von den »Realisten« argumentiert, und die Geschichte scheint ihnen auch recht zu geben. Dieser pessimistischen Prognose liegt jedoch ein Menschenbild zugrunde, das an keine individuelle oder kollektive Entwicklung glaubt. Der gegenwärtige Stand der Dinge wird als unveränderliche, schicksalhafte Gegebenheit und nicht als Abschnitt eines geistigen Entwicklungsprozesses betrachtet. So wird das Thema Gewalt als politisches Problem angesehen, und Politiker schieben die Schuld auf die grosse Arbeitslosigkeit oder auf ungleiche Bildungschancen.
Gewaltlosigkeit beginnt jedoch nicht beim Staat oder in einem Forschungsinstitut, sondern in der einzelnen Seele. Jeder von uns wirkt – ob wir es wissen oder nicht – auf das Ganze, da es nirgends in der Natur eine Trennung gibt, und nichts für sich allein existieren kann. Was den einzelnen betrifft, betrifft uns alle.

Auf einer der beliebten Phänomena-Ausstellungen in Zürich wurde dieses Phänomen mit einem Experiment dargestellt. Über einem Tisch waren mehrere Hundert 6-7 cm hohe Stäbchen angebracht, die sich in waagrechter Ebene in alle Richtungen bewegen konnten. Sie waren lose miteinander verbunden und wurden durch Rütteln des Tisches in einem ganz bestimmten Muster und Rhythmus bewegt. Wenn man nun nur eines dieser Stäbchen (die aussahen wie Menschen in Reih und Glied) leicht mit dem Finger berührte, um die Richtung, in der es »tanzte«, zu ändern, begann sich die ganze Gruppe anders zu bewegen. Es entstand ein völlig neues Bewegungsmuster, ein neuer Tanz. Eine nur kleine Veränderung des einzelnen beeinflusste das Verhalten aller! Dieses Gesetz wirkt in allen Bereichen des menschlichen Zusammenlebens – und im ganzen Kosmos.

Es ist keine Übertreibung zu behaupten, jeder friedliche und glückliche Mensch trage bei zum Weltfrieden. Frieden fängt beim einzelnen an. Und der wohl grösste Beitrag an eine friedliche Zukunft sind Kinder, die glücklich aufwachsen. Wenn wir die Ursachen aggressiven Verhaltens besser verstehen, sind wir auch in der Lage, eine wirksame Prophylaxe zu betreiben. Gewalttätigkeit muss nicht sein. Sie gehört nicht unweigerlich zu unserer Natur. Wir müssen an unsere Kraft, die Dinge zu verändern und an unsere Fähigkeit, Frieden zu schaffen, glauben.

## Mögliche Ursachen aggressiven Verhaltens

| | |
|---|---|
| • Frühkindliche Störungen durch Deprivation | »Seelischer Schmerz« |
| • Falsche Ernährung | »Körperlicher Schmerz« |
| • Fehlender Lebenssinn | »Mentaler Schmerz« |

### Frühkindliche Deprivation

Viel Körperkontakt, zärtliches Berühren und emotionale Zuwendung im Säuglingsalter sind Vorbeugung gegen späteres aggressives und gewalttätiges Verhalten. Darüber liegen seit langem Berichte aus der Forschung vor.[27] Wer erfahren hat, dass er liebenswert ist und ein gesundes Selbstwertgefühl besitzt, kann auf die zu jedem Leben gehörenden Frustrationen anders reagieren als mit Wut und Gewalt. Wir haben gesehen, dass Freude und Aggression Gegenspieler sind. Wo Freude herrscht, haben Aggression und Gewalt keinen Platz. Entbehrungen, seien sie physischer oder seelischer Art, machen uns unzufrieden und zornig. Grosse Entbehrungen in der frühen Kindheit hinterlassen ein Grundbefinden, das später alles überschatten kann. Wir fühlen uns auf unerklärliche Weise nie ganz wohl. Wir werden uns später nicht behaupten können und uns ohnmächtig fühlen, oder wir reagieren in gewissen Situationen mit unverhältnismässig starken Emotionen und gewalttätig.

### Falsche Ernährung macht aggressiv

Der Charakter unserer Kinder ist nicht nur Erbsache und Folge der Erziehung, sondern wird zu einem grossen Teil durch die Nahrung, die wir ihnen geben, bestimmt. Der Tatsache, dass ein Zusammenhang bestehen könnte zwischen Ernährung und aggressivem Verhalten, wird in medizinischen Kreisen immer noch viel zu wenig Beachtung geschenkt. Ernährung ist jedoch einer der bedeutendsten Faktoren, die unser Verhalten bestimmen. Die heutige Kalorienüberfütterung mit gleichzeitigem Mangel an Vitalstoffen überlasten Stoffwechsel und Immunsystem. Das stört das Gleichgewicht des Organismus und schädigt die Gesundheit. Wenn dem Körper für wichtige Funktionen die nötigen Stoffe fehlen, ist auch das Lebensgefühl beeinträchtigt, und wir leiden unter Lustlosigkeit, Apathie, Müdigkeit. Wir sind

---

27 Ruth D. Rice: Infant Stress and the Relationship to Violent Behaviour

»sauer«, weil der Körper durch falsche Nahrung im Säuren-Basen-Haushalt gestört ist. Wir sind weinerlich, überreizt, aggressiv.

Dr. Burgerstein[28] widmet in seinem Buch dem Thema Ernährung und Kriminalität ein ganzes Kapitel:

> »Es besteht kein Zweifel, dass neben sozialen Umständen auch schlechte Ernährung und übersteigerter Zuckergenuss bei der zunehmenden Aggression der Jugend beteiligt ist. Es ist erwiesen, dass diese jungen Menschen viel zuckerreiche Nahrung und zuckerreiche Getränke konsumieren und sich sehr oft mit nährstoffarmen Schnellimbissen ernähren.«

Burgerstein, der zur Verbreitung der Orthomolekularen Medizin in der Schweiz viel beigetragen hat, beschreibt eindrücklich, wie in Amerika durch Umstellung der Kost in Gefängnissen und Erziehungsanstalten grosse Erfolge erzielt wurden und stellt die Arbeit von Alex G. Schauss vor.[29]
Danach soll man sich in 42 der 50 Staaten in Amerika mit den Zusammenhängen zwischen Ernährung und Verbrechen befassen und praktische Versuche mit hohen Erfolgsraten durchführen. Die Umstellung in der Ernährung der Häftlinge betreffen vor allem den Zucker und die fabrikfertige Nahrung. Zucker wird vom Speiseplan, wo immer möglich, verbannt, »Soft Drinks« werden durch Fruchtsaft, Dosenkost durch natürliche Nahrung ersetzt. Das Befinden und Verhalten der Häftlinge soll sich mit der neuen Kost eindeutig positiv verändert haben.
Auch der hohe Fleischkonsum in den Industrieländern ist nicht unproblematisch – aus mehr als nur einem Grund. Ganz abgesehen davon, dass die Fleisch-

produktion ein Umweltproblem darstellt, ist der Verzehr von Fleisch in so grossen Mengen für unsere Gesundheit eine Belastung. Nicht nur sind die tierischen Eiweisse schwer verdaulich, sondern sie übersäuern den Organismus. Bei der Aufzucht wird das Vieh mit Hormonen behandelt. Wird das Tier zur Schlachtbank gebracht und getötet, scheidet es zusätzlich noch Stress- und Angsthormone aus, und sein Adrenalinspiegel steigt massiv an. Das sind alles Stoffe, die wir uns nachher einverleiben.
Dass eine Korrelation besteht zwischen Verhaltensstörungen, Jugendkriminalität, Wandalismus usw. und Ernährung, wird in der Forschung immer deutlicher belegt. Herta Hafer setzte sich zum Beispiel mit der Wirkung phosphathaltiger Lebensmittel auf das Verhalten hyperaktiver Kinder auseinander und beschreibt die Zusammenhänge in »Die heimliche Droge Nahrungsphosphat«[30] Auch bei diesen Untersuchungen wurde eindeutig nachgewiesen, dass Umstellung der Essgewohnheiten phosphatempfindlicher Kinder und Jugendlicher in vielen Fällen eine signifikante Besserung der Symptome bringt. Eine gute Ernährung erfordert heute allgemein von uns viel mehr Bewusstheit, Aufmerksamkeit und Disziplin. In der Schweiz gibt es für Eltern, welche sich mit der Wirkung der Ernährung auf das Verhalten ihrer Kinder auseinandersetzen müssen oder wollen, die Beratungsstelle »AEV«.
Heute strahlte der britische Nachrichtendienst der BBC einen erstaunlichen Bericht aus.[31]. Demnach sollen in letzter Zeit die Möwen in einem beliebten südenglischen Ferienort zunehmend aggressiver werden. Sie greifen immer öfter Menschen an und verwunden Leute mit ihren scharfen Schnäbeln vor allem am Kopf. Die Vorfälle wurden so zahlreich, dass die Gemeindeverwaltung beschloss, in Zukunft ge-

28 Lothar Burgerstein: Heilwirkung von Nährstoffen, Haug Verlag, S. 74
29 Alex G. Schauss: Orthomolecular Treatment of Criminal Offenders, in Burgerstein, S. 75

30 Herta Hafner: Die heimliche Droge Narungsphosphat, D+M Verlag
31 BBC Nachrichten vom 28.7.95

walttätige Vögel erschiessen zu lassen. Das Interessante an dieser Geschichte ist jedoch, dass die Behörden die Schuld für das aggressive Verhalten der Möwen bei den Touristen sehen. Die vielen Feriengäste würden nämlich die Vögel mit ihrem Junkfood füttern. Die vielen Chips und Hamburger und all das Fast food seien die Ursache der zunehmenden Aggression.

Ein unfreiwilliger Tierversuch! Hier wird nun der Zusammenhang zwischen schädigender Nahrung und aggressivem Verhalten sofort erkannt. Bei uns selber und unsern Kindern tun wir das nicht. Früher oder später wird uns jedoch die Rechnung präsentiert werden – nicht nur eine Arztrechnung. Falsche, unnatürliche Ernährung macht auch die Seele krank.

## Fehlender Lebenssinn macht aggressiv

Ohne ein spirituelles Ziel ist der Mensch arm. Der allgemein verbreiteten und scheinbar immer mehr zunehmenden Unzufriedenheit und Lustlosigkeit liegt auch eine fehlende Sinnfindung zugrunde. Unsere Kultur ist derart auf materielle Werte und aufs Konsumieren ausgerichtet, die Ausbildung unserer Kinder fast ausschliesslich auf den Intellekt bezogen, dass wir immer mehr verarmen. Sämtliche Entscheide, die wir in der Öffentlichkeit zu fällen haben, werden von einem materiellen Gesichtspunkt her diskutiert und entschieden. Geistige und religiöse Werte sind ins Abseits verdrängt oder werden belächelt, weil sie als unrealistisch und nicht wissenschaftlich eingestuft werden. Aus unseren Schulen ist zum Beispiel das Gebet weitgehend verdrängt. Im Gegensatz zu anderen Kulturen ist bei uns Religion völlig abgespalten vom alltäglichen Leben in der Öffentlichkeit. Religiöse Gefühle werden gut verborgen und privat gehalten, als müsse man sich ihrer schämen. Wer kann sich denn noch vorstellen, dass eine Geschäfts- oder Gemeindeversammlung mit einem Gebet oder einer kleinen Einkehr beginnt?

Doch Leben bedeutet Wachstum, und die Gesetze der Evolution drängen den Menschen auf die Suche nach geistigen Werten und nach metaphysischer Erfahrung. Er sucht eine persönliche, tiefe und »göttliche« Erfahrung, die unverlierbar sein Eigen bleibt und ihn durch alle Schwierigkeiten hindurch begleitet und trägt. Diese Sehnsucht ist tief in jedem angelegt. Kein noch so grosser Wohlstand wird sie stillen, und sie kann, wenn sie verdrängt wird und unbewusst bleibt, die verschiedensten Probleme verursachen, wie Unzufriedenheit, Aggression oder Flucht in die Droge. Es sind oft sensible und wertvolle Jugendliche, die in der Droge verkommen, weil sie den sinnlosen Leerlauf und die herrschende Oberflächlichkeit nicht verkraften.

Die Generation von jungen Menschen, welche in den westlichen Industriestaaten gerade herangewachsen ist, hat ein noch kaum gekanntes Ausmass von materiellem Wohlstand erlebt. Die soziale Fürsorge, um welche seit Beginn des Industrie-Zeitalters grosse Denker und Staatsmänner gekämpft haben, wurde ausgebaut bis ins kleinste Detail. Ich habe einen grossen Teil meines Lebens in der Schweiz verbracht, im Land mit wahrscheinlich weltweit dem grössten Wohlstand. Die Leute kaufen immer wieder das Letzte und Neueste und müssen so viel wegwerfen, dass die Entsorgung des Abfalles zu einem riesigen Problem geworden ist. Aber wo bleiben all die zufriedenen Menschen? Wo ist die glückliche Gesellschaft, die man uns prophezeite, wenn nur erst einmal die Arbeitslosigkeit und das materielle Elend beseitigt würden?

Unsere Jugendlichen leiden an einer gähnenden Langeweile, die sich weder mit Fernseher noch mit Computer-Games vertreiben lässt. Jedes Kind zeigt es uns: Der Mensch lebt nicht vom Brot allein. Aber nichts deutet darauf hin, dass wir das verstanden haben. Weder in der Öffentlichkeit noch in Regierung und Institutionen berücksichtigen wir dieses Gesetz.

Selbst die Kirchen sind hauptamtlich soziale Einrichtungen geworden. Sie kümmern sich um Arme, Kranke und Aussenseiter. Aber wo bleibt denn das Feuer, die Lebensfreude, der Mut, der vom Wissen kommt, dass alles Materielle vergänglich ist und wir spirituelle Wesen sind, die aus dem Unbegrenzten schöpfen können, sofern wir die geistigen Gesetze beachten?

Die Begegnung mit dem Unvergänglichen und Göttlichen in der eigenen Seele bringt eine grosse Gelassenheit und Freude. Eine Gesellschaft, die die spirituellen Werte verkennt, begibt sich in die Selbstzerstörung. Wer sich als Teil einer alles umfassenden Ordnung erlebt, ist religiös. Religiös sein heisst, zu erfahren, dass das zutiefst Persönliche gleichzeitig auch das Kosmische ist. Hier beginnt ein reifes Verhalten, das Verantwortung für die eigenen Handlungen und für die Belange des Kollektivs übernimmt. Hier schwinden Aggression und Hass.

Die brutale Realität der sogenannten Realisten ist nicht unvermeidliches Schicksal. Vielmehr wird unsere Realität und unser Schicksal von uns fortlaufend kreiert durch die Prioritäten, die wir setzen. Wie wir denken, so werden wir. Wir schaffen uns unsere Bedingungen selber, und sie sind veränderbar durch eine Umkehr der inneren Werte. Das einzige, was in der sogenannten Realität wahrscheinlich unveränderlich bleibt, sind die Gesetze, nach denen sich die Dinge ordnen.

## Wissen, das zum Handeln führt

Presseartikel, Literatur und Berichte aus der Forschung zeigen, wie viel wir theoretisch heute über die Entwicklung unserer Kinder wissen. Doch informiert zu sein, bedeutet noch lange nicht verstehen und begreifen. Informationen aus der Forschung sind nur dann von Bedeutung, wenn wir sie umsetzen und ih-

nen die beherzte Tat folgen lassen. In einem Vortrag auf der Tagung »Gebären in Sicherheit und Geborgenheit« 1992 in Zürich stellte Dr. M. Odent über die Geburtshilfe und die Art, wie wir Säuglinge behandeln, fest:

> »Noch nie war die Kluft zwischen dem, was wir erforscht und erkannt haben und dem, was wir effektiv tun, so gross wie heute.«[32]

Diese Diskrepanz zwischen Wissen und Handeln ist eine mangelnde Verbindung zwischen Kopf und Herz. Wir lesen viel, werden von den Medien mit einer Vielfalt von Informationen überschüttet, und unser »Wissen« über Geburt und Kindheit füllt ganze Bibliotheken. Doch wir dürften eigentlich erst dann von wirklichem Wissen sprechen, wenn die Informationen so verinnerlicht sind, dass sie unser Handeln im Alltag beeinflussen und unsere Lebensqualität verbessern. Im Wort »begreifen« steckt »greifen«: in die Hand nehmen, packen, spüren. Was wir begriffen haben, haben wir gefühlsmässig und mit den Sinnen erfasst, nicht nur in abstrakter Weise mit dem Intellekt. Erst dann wird reine Information zur Bereicherung und brauchbaren Erkenntnis.

Die Kluft, von der Odent spricht, wird sich nicht an den wissenschaftlichen Forschungsinstituten und Universitäten schliessen, sondern zuerst in unserem Bewusstsein und am Bett des einzelnen Patienten. Wir müssen den Mut zur Liebe haben.

Während ich mit dem Schreiben dieser Gedanken beschäftigt bin, taucht bei mir die Erinnerung an eine Geschichte auf, die mir eine Verwandte vor vielen Jahren erzählte: Sie arbeitete damals in der Kinderabteilung eines Bezirksspitals. Die Klinik rühmte sich eines Professors, der eine Kapazität auf seinem Gebiet war und vom Personal wegen seiner Strenge

---

32 Michel Odent: Vortrag an der Konferenz »Gebären in Sicherheit«, Zürich 1992

gefürchtet wurde. Eines Nachts, als eine Schwester im Gang ihre Runde machte, hörte sie aus einem Zimmer eine Stimme. Die Tür stand leicht offen, und als sie näher trat, sah sie den berühmten Professor. Er sprach einem schwerkranken Kind ermutigend zu und wiegte es zum Trost in seinen Armen.

Eine gute, einfache Art, die Gefühlsebene in die Krankenpflege einzubeziehen, sind Massagen und die anderen im folgenden beschriebenen Körperbehandlungen. Sie sind logische, konsequente Umsetzungen unseres theoretischen Wissens über die Grundbedürfnisse des Menschen.

Bevor ich die Baby-Massage und die verschiedenen anderen Methoden erläutere, will ich zuerst die Grundlagen zu den Körpertherapien beschreiben. Nach meiner Erfahrung bei der Behandlung Erwachsener und Babies sind diese Grundregeln von grosser Bedeutung, da erst durch ihre Beachtung die Technik zur Kunst wird. Sie werden bald feststellen, dass die Wirkung einer Körpertherapie nicht so sehr von der Methode abhängt, die Sie wählen, sondern von Ihrer inneren Einstellung, von Ihren Gedanken und Gefühlen, von Ihrer Achtsamkeit und Sensibilität. Schlussendlich sind Sie es mit Ihrer ganzen Persönlichkeit und Zuwendung, die das heilende Element in die Technik bringen, egal, welche Methode Sie benützen.

# III. Praktischer Teil 1

## Grundlagen

Wie bei allen natürlichen Anwendungen sind auch bei Körperbehandlungen wie Polarity, Massagen oder der RISS-Methode Regelmässigkeit und Ausdauer von grossem Nutzen. Ich ermutige Eltern und Pflegepersonal immer, die *Massage in die tägliche Pflegeroutine einzubauen* und genügend Zeit dafür zu reservieren. Wer darauf wartet, bis einmal genügend Zeit zur Verfügung steht, wartet erfahrungsgemäss sehr lange. Es scheint immer dringendere Dinge zu geben, welche uns beanspruchen, und schon sind wieder ein paar Tage vergangen. Aufgaben, die zum täglichen Rhythmus gehören, sind einfacher durchzuführen. Das gilt für den Privathaushalt und für den Spitalbetrieb. Babies lieben Rhythmus. Es gibt ihnen ein Gefühl von Sicherheit.

Taktile Stimulierung kann von Geburt an durchgeführt werden, und es gibt auch nach oben keine Begrenzung. Massage eignet sich für gesunde und kranke Kinder. Sie werden solange massiert, wie es ihnen Freude macht, und das ist individuell. Manche verlieren ihr Interesse, wenn sie anfangen zu krabbeln. Sie halten dann nicht mehr gerne still und wollen die Umwelt erforschen. Oft zeigen sie zu einem späteren Zeitpunkt wieder Interesse. Wenn sie drei oder vier Jahre alt sind, melden Kinder, welche die Massage kennen, oft ihre Bedürfnisse an und sagen klar, was sie wünschen: Berühren am Rücken, das Spielen von Versen[33] mit Berührung am Körper oder Massieren irgendeines Körperteiles. Claire Gauch zeigt in ihrem Buch[34] sehr schön, wie auch unsere

33 M. Barth / U. Markus: Zärtliche Eltern, Pro Juventute Verlag
34 Claire Gauch: Die Macht der Zärtlichkeit, AT Verlag

Teenager für eine Massage empfänglich sein können.

Wenn ich gefragt werde, bis zu welchem Alter man Babies massieren darf, erzähle ich immer eine Geschichte, die ich von einer Therapeutin aus New York vernahm: Eine alte Frau brach sich bei einem Sturz den Oberschenkel und musste längere Zeit im Spital verbringen. Als ihre Kinder zu Besuch kamen, stellten sie fest, dass ihre Mutter schon lange nicht mehr so strahlend und jung ausgesehen hatte. Auf die Frage der Kinder, warum das wohl so sei, begann die Frau zu weinen und erklärte, dass sie hier im Spital seit 15 Jahren wieder zum erstenmal von jemandem berührt werde.

Diese Geschichte ist eine gute Antwort auf die Frage, wann wir aufhören sollen, uns gegenseitig zu massieren oder zu berühren. Berührtwerden ist ein Grundbedürfnis, und die meisten freuen sich über liebevolle Berührung, egal welchen Alters. Als ich in der Pflegeabteilung eines Altersheims arbeitete, ergänzte ich das Waschen, wann immer ich konnte, mit einer Massage. Meistens waren es nur zwei, drei Minuten am Rücken oder an den Füssen, denn in der Spitalroutine war dafür keine Zeit eingeplant. Aber ein paar wenige Griffe waren bei den Patienten, die es gerne hatten, immer möglich. Ich war oft gerührt, wie gross die Dankbarkeit für diesen so kleinen Dienst war.

Weil Berühren und Berührtwerden ein allgemeines menschliches Grundbedürfnis ist, antworte ich auf die oft gestellte Frage, ob die Baby-Massage aus Indien sei: »Nein, Berühren ist eigentlich international.« Der Wunsch nach liebevoller Berührung hat weder mit Land und Kultur noch mit dem Alter zu tun. Somit eignet sich taktile Stimulierung oder »zärtliches Berühren« von Geburt an – auch für das zu früh geborene oder kranke Kind – bis ins hohe Alter. Die Technik wird den Umständen angepasst. (Siehe Kapitel »Kontraindikationen«.)

*Taktile Stimulierung eignet sich von Geburt an – auch für das zu früh geborene oder kranke Kind.*

## Die Wirkung der Massage auf die körperlichen Vorgänge

Ob wir einfach aus Freude massieren, zur Vorbeugung von Krankheit oder als Therapie – die Wirkung ist immer besser, wenn über eine gewisse Zeit hinweg regelmässig massiert wird. Neben den bereits beschriebenen Vorteilen für die Entwicklung des Kindes und seine Bindung an die Bezugspersonen werden auch sämtliche körperlichen Funktionen unterstützt und geregelt. Verschiedene Hautzonen stehen nervlich in enger Verbindung mit inneren Organen, auf die sie reflektorisch wirken. So werden auch in der Tiefe liegende Organe angesprochen, wenn wir die Haut reizen.

Folgende Vorgänge im Körper werden durch Massage direkt beeinflusst:

– Durchblutung und Entschlackung des Gewebes
– Atmung
– Verdauung (Kolik-Kinder regelmässig massieren!)
– Schlaf
– Immunsystem (geringere Anfälligkeit für Infekte)

Eine Massage wirkt auf den ganzen Organismus harmonisierend. Wir fühlen uns nachher entspannt und gleichzeitig auch belebt. Schlaffes Gewebe wird tonisiert, verkrampfte Muskeln gelöst. Dies sind zum Beispiel nur einige Situationen, in denen sich ein Versuch mit regelmässiger Massage lohnt:

– bei zu früh geborenen Kindern;
– bei Kaiserschnittkindern (sie erhalten bei der Geburt viel weniger taktile Stimulierung als vaginal geborene);

– bei Kolik-Kindern;
– bei Kindern, die immer erkältet sind oder Atembeschwerden haben;
– bei Babies, die nicht gedeihen wollen;
– bei Kindern, die nicht schlafen wollen;
– bei hyperaktiven Kindern;
– bei hypoaktiven Kindern.

Gesunde Babies profitieren jedoch genausosehr von einer Massage, und viele Störungen werden eventuell sogar vermieden. Wir brauchen mit dieser guten Gewohnheit nicht abzuwarten, bis unser Baby krank ist.

## Die innere Haltung

Es ist nicht die Wahl der Methode oder der Technik, welche die Wirkung einer Behandlung ausmachen, sondern Zuwendung und innere Haltung des Gebenden.

Mit Körperbehandlungen ist es wie in der Musik. Der Künstler muss sein Instrument kennen und die Technik beherrschen. Das, was jedoch die Zuhörer berührt, ist nicht das technische Können, sondern das künstlerische. Das, was Kunst ausmacht, kommt aus der Interpretation des Spielenden, aus dem innersten Wesen des Künstlers. Das ist persönlich, einmalig und unnachahmbar.

So ist es bei der Massage. Wir lernen verschiedene Techniken und Griffe. Die Kunst jedoch kommt aus unserem innersten Wesen, von der Zuwendung, der Aufmerksamkeit, von der Freude – vom energetischen Austausch, wenn man so sagen will. Wenn wir bei der Behandlung nichts von unserem Wesen geben, bleibt sie kalt, die Wirkung minimal. Wichtiger als Methode und Technik ist daher die innere Haltung des Massierenden, die Art, wie er auf den Mit-menschen zugeht. Mit dem Ausführen von Griffen ist es noch nicht getan. Arbeitet der Gebende innerlich unbeteiligt oder mechanisch, so ist das Ganze eine Alibi-Übung – die Wirkung bleibt oberflächlich. Wir brauchen also für eine gute Behandlung ganz andere Qualitäten als eine virtuose Technik. Es braucht unsere volle Zuwendung, Aufmerksamkeit und Zentriertheit. Es ist völlig undenkbar, bei dieser Art von einfühlsamer, intuitiver Behandlung nebenbei mit jemandem zu plaudern.

### Die innere Einstellung beim Behandeln

Echtheit und Ehrlichkeit sind notwendige Voraussetzungen. Kein Patient und kein Kind lässt sich durch eine süsse Stimme täuschen, wenn dahinter nicht echte Anteilnahme steht. Die ausgeführten Handlungen sollten mit unseren Gefühlen und Gedanken übereinstimmen, sonst schaden sie eher, als dass sie nützen. Unsere Hände können nicht lügen. Wir geben einem Kind Doppelbotschaften, die es verwirren, wenn wir es ohne innere Überzeugung behandeln. Es wird zwar von den Händen gestreichelt, doch auf der Gefühlsebene erhält es eine andere Botschaft. Daher ist striktes Beobachten und Achtsamkeit, was unsere Gefühle betrifft, sehr wichtig. Nicht immer sind wir liebevoll und gütig gestimmt. Wir lieben unsere Patienten und Kinder nicht automatisch. Negative Gefühle unseren Babies gegenüber tauchen bei den meisten auf, wenn sie die Verantwortung belastet, die Sorgen sie bedrücken oder die Freiheit eingeschränkt wird. Vor allem aber auch, wenn wir selber als Säugling massiv zu kurz gekommen sind. Was es auch immer sei, wir können dadurch lernen und uns weiterentwickeln, wenn wir uns mit unseren Gefühlen ernst nehmen und mehr darüber herausfinden. Es sind die unbewussten Handlungen und verdrängten Gefühle, die schaden.

*Unsere Handlungen sollten wahr sein –
in Übereinstimmung
mit unseren Gedanken und Gefühlen.*

Diese Regel sollte eigentlich für jede Interaktion zwischen Menschen gelten, für unsere Beziehung zum Kind und zu Patienten ganz besonders. Denn da sind wir als Erzieher oder Therapeut in einer Machtposition. Das Kind verdient es, ernst genommen zu werden. Ich halte folgende innere Einstellung bei der Behandlung Erwachsener wie Babies für eine gute Voraussetzung:

- Keine Erwartungen oder fixen Vorstellungen, was immer auch passieren mag
- Grosse Konzentration und Achtsamkeit auf alles, was geschieht
- Zentriertheit und innere Ruhe
- Bedingungsloses Akzeptieren des anderen Menschen
- Kein Werten und Urteilen
- Zulassen, was geschieht
- Den Empfänger durch seine Gefühle begleiten und ihm die Chance geben, sich zu entlasten
- Den Zwang weglassen, durch allerlei Ablenkung zu »trösten«
- Ohne Absicht, den anderen zu verändern, arbeiten
- Ohne Ehrgeiz, »etwas« erreichen zu wollen, arbeiten!

*Den Zwang zu trösten weglassen: Das Aufarbeiten von Traumen und das Entlasten von Spannungen*

Es ist möglich, ja sogar sehr wahrscheinlich, dass wir durch eine Körperbehandlung starke Gefühle auslösen. Unser Körper ist eine Art Lebensbuch und hat ein eigenes Gedächtnis. Unsere Erfahrungen, seien sie angenehmer oder unangenehmer Art, sind darin gespeichert. Am stärksten eingeprägt sind frühe Erlebnisse, welche mit starken Gefühlen verbunden wa-

ren oder mit unserem Kampf ums Überleben zu tun hatten. Das Verdrängen alter Verletzungen und unverarbeitete, d. h. nicht geheilte, Traumen, blockieren unser Energiepotential, unsere Spontaneität und Kreativität. Auf der körperlichen Ebene bedeuten diese ungeheilten Verletzungen Muskelverspannungen, schlechte Atmung, schlechter Kreislauf usw. Wenn wir nun am Körper arbeiten, werden unter Umständen alte Traumen und Erfahrungen mit ihren intensiven Empfindungen reaktiviert. Blockaden, welche durch Verletzungen in der Kindheit entstanden, beginnen sich langsam aufzulösen. Der tiefe Schmerz, die Demütigung, die Verwundung wird unter Umständen nochmals durchlebt.

Es ist äusserst wichtig, sogenannte »negative« Gefühle wie Zorn, Angst, Traurigkeit und Weinen beim Patienten, sei er erwachsen oder ein Kind, zuzulassen. Daher brauchen wir als Therapeuten diese akzeptierende, nicht wertende Haltung, die frei ist von Hintergedanken. Wenn wir gelernt haben, solche Gefühle bei uns selber zu akzeptieren, darf auch unser Mitmensch sie zulassen. Unser Gegenüber merkt instinktiv, wenn wir keine Angst haben vor starken Emotionen – unseren oder seinen – und geht vielleicht sogar ein Stück Weg mit uns gemeinsam. Das ist gemeint mit »den Zwang zu trösten weglassen«. Das wird oft falsch verstanden und als Härte ausgelegt. Trösten im herkömmlichen Sinne ist jedoch meistens ein Versuch, von den Schmerzen abzulenken, weil wir mit dem starken Gefühlsausbruch des anderen überfordert sind. Was jemand, der traurig oder wütend ist, jedoch braucht, ist nicht Ablenkung, sondern ein Mitmensch, der seine Gefühle wahrnimmt und anerkennt. Sonst fühlt er sich verkannt. Es gibt dafür ein ganz einfaches Beispiel: Wenn ein Bub zur Mutter springt und weint, weil er sich beim Ballspiel das Knie aufgeschunden hat, wird sie entweder seinen Schmerz anerkennen und sagen: »Oh, ich sehe, das tut sehr weh«, und sie wird ihn halten, bis er ausgeweint hat und, wenn nötig, ein Pflaster holen. Der Knabe wird sich verstanden fühlen und sich schnell wieder fassen. Die Mutter kann aber auch anders reagieren – und so reagiert die Mehrzahl von uns – und meinen: »Hör auf zu weinen, das ist nicht so schlimm.« Sie holt nicht nur ein Pflaster, sondern noch ein Eiscreme aus dem Kühlschrank, damit er aufhört zu schreien. Die erste Reaktion zeigt echtes Mitgefühl und wird einen Zustand von Befriedigung hinterlassen. Bei der zweiten Lösung bleibt ein ungutes Gefühl zurück, und der »Trost« ist nichts anderes als ein Ablenkungsmanöver. Es muss nicht wundern, wenn der Knabe nachher noch eine ganze Weile missmutig ist und Ärger macht.

Auch im seelischen Bereich wollen wir unsere Schmerzen mit jemandem teilen. Es war für mich wichtig, als mir ein Lehrer sagte, es genüge nicht, für sich alleine zu trauern, sondern wir bräuchten jemanden, der unsere Trauer und unsere Schmerzen sieht. Ich erwähne diese Beispiele, weil sie ein ganz wichtiges Thema beleuchten, nicht nur die Erziehung betreffend, sondern auch die Art, wie wir mit Kranken umgehen. Wie hier bereits genügend dargestellt wurde, bestimmt das seelische Befinden weitgehend die körperlichen Vorgänge. Wenn wir die seelische Not nicht beachten, kann der Körper nicht gesund werden. Das Mitteilen starker Gefühle ist ein Schlüssel zum Heilen seelischer Verletzungen. Wir beachten die Ursache, das zentrale Befinden und behandeln somit den ganzen Menschen, nicht nur seine Symptome. Wir könnten grosse Summen für Medikamente und Spitalbetten sparen, würden wir diese Tatsache beim Umgang mit Kranken berücksichtigen.

Wenn durch Massage und andere Arten von Körperarbeit Erinnerungen auftauchen, haben wir eine Chance, alte Traumen aufzuarbeiten. Die Behandlungen sind somit nicht nur Mittel, um körperliche Verspannungen zu lösen, sondern um den Heilungsprozess der zugrundeliegenden seelischen Verletzung zu fördern.

Die gleichen Prinzipien gelten auch für die Baby-Massage. Nicht immer, wenn ein Kind weint, ist es hungrig oder hat keine Lust auf die Massage, sondern es ist eventuell in Kontakt mit einer schmerzlichen Erinnerung.[35] Es gilt zu beobachten, ob wir gerade an einem Körperteil arbeiten, der mit einer schlimmen Erfahrung in Verbindung gebracht werden kann. Wie beim Erwachsenen, der in Kontakt ist mit Schmerz oder Trauer, halten wir uns auch beim Baby zurück mit vorschnellem Ablenken. Wir lassen das Baby in einer solchen Situation nie allein. Wir halten es und geben ihm die Möglichkeit, sich auszuweinen, auch dann, wenn wir den Grund seiner Traurigkeit oder Wut nicht kennen.

Ein Erlebnis mit einer Mutter hat mich das gelehrt. Nicole war vierzig, als sie ihr erstes Kind erwartete, und bat mich, sie und ihren Mann bei der Entbindung zu begleiten. Es wurde eine natürliche Geburt, dauerte aber sehr lange, und wir setzten viele verschiedene Mittel ein, die Nicole die lange Eröffnungsphase erleichterten. Es war eine intensive Zusammenarbeit und gegenseitiges Inspirieren zwischen uns dreien – Nicole, ihrem Mann und mir. Ich hatte meinen Kassetten-Spieler mitgenommen, und die Musik schien Nicole zu tragen. Sie tanzte und sang ausgiebig. So konnte sie auch mit den stärksten Wehen gut umgehen. Die Freude, dass es Nicole und ihr Baby ohne Kaiserschnitt schafften, war gross. Das gemeinsame Erlebnis dieser Geburt verband uns tief, und wir blieben nachher in Kontakt. Ich vernahm von Nicole, dass Lukas viel weinte und wegen Leibschmerzen stundenlang getragen wurde. Wir verabredeten uns zu einer Baby-Massage. Ich massierte Lukas im Wohnzimmer auf dem Boden neben einem

---

35 Aletha J. Solter: Warum Babies weinen, Kösel Verlag

Ofen. Er genoss die Behandlung sichtlich und war ganz bei der Sache. Am Schluss verzog er jedoch sein Gesicht und begann eigenartig zu weinen. Sofort spielte ich die üblichen Bedenken durch: War es zu heiss neben dem Ofen? War er hungrig? Hatte ich etwas »falsch« gemacht? Ich versuchte ihn zu beruhigen. Da meinte Nicole: »Du, ich glaube, der Lukas muss jetzt ganz einfach ein bisschen weinen.« Sie nahm ihn in die Arme und erklärte ihm, dass es in Ordnung ist zu weinen, sie verstehe, dass er manchmal traurig sei. Lukas weinte mindestens eine Stunde. Manchmal war seine Stimme wütend, und sein ganzer Körper bäumte sich beim Schreien auf. Nicole erklärte ihm, dass sie begreife, dass er wütend sei. Manchmal klang seine Stimme traurig und wehmütig – Nicole sagte ihm, dass sie manchmal auch traurig sei. Dazwischen gab es Pausen, und Lukas schaute seiner Mutter in die Augen. Dann schrie er weiter. Manchmal weinte Nicole mit, und einmal kamen auch mir selber die Tränen. Doch schliesslich beruhigte sich Lukas. Es war inzwischen spät geworden, und ein grosser Mond leuchtete ins Zimmer. Lukas schlief mit einem friedlichen Lächeln auf den Lippen ein.

Diese »Sitzung« hatte Folgen. Ein paar Wochen später hörte ich von Nicole, dass Lukas nach diesem Abend sehr verändert war. Seine Verdauungsbeschwerden waren praktisch verschwunden, und er war viel zufriedener.

Manchmal sind die Zusammenhänge klar ersichtlich. Eine Mutter kam mit ihrem dreimonatigen Mädchen in die Behandlung. Das Kind genoss die Massage sehr, wenn ich jedoch die linke Schulter berührte, verspannte es sich sofort und hielt den Arm verkrampft an sich. Als ich die Mutter fragte, ob es bei der Geburt ein Problem gab, erzählte sie, dass es tatsächlich bei der Befreiung der Schulter Schwierigkeiten gegeben hatte.

Mehrmals erlebte ich, dass Babies die ganze Massage sehr genossen, bis die Ferse berührt wurde, und von da an ging gar nichts mehr. Sie schrien schrill und untröstlich und wehrten sich gegen jede weitere Berührung. Es stellte sich heraus, dass diese Kinder nach der Geburt immer wieder an den Fersen für Blutentnahmen gestochen worden waren. Die Erinnerung an diese schmerzhaften Eingriffe wurde durch die Berührung geweckt. Solche Reaktionen könnten uns zur Annahme verleiten, die Kinder hätten die Massage nicht gerne oder gar, dass wir etwas falsch gemacht hätten. Wir sollten in solchen Fällen nicht zu schnell aufgeben.

*Wirksame Hilfen, wenn beim Massieren*
*alte Schmerzen reaktiviert werden*
Es ist zu begrüssen, wenn während einer Behandlung die Erinnerungen an alte Traumen ins Bewusstsein kommen. Unsere Reaktion darauf ist wichtig und bestimmt den weiteren Verlauf. Wenn das Kind weint, halten wir es und zeigen ihm, dass wir verstehen, wenn es traurig ist. Auf keinen Fall darf es jetzt allein gelassen werden.

Je nachdem, wie wir uns verhalten, werden wir entweder unterdrücken und ablenken oder beim Erlösen des alten Schmerzes helfen. Es wäre schade, ein solches Kind nicht mehr zu massieren. Wir sollten ihm im Gegenteil die Massage immer wieder anbieten und an den Körperteilen arbeiten, die das Kind mag. Wenn ich z.B. weiss, dass es bei einer Schulter oder einem Füsschen reagiert, nähere ich mich dort sehr sorgfältig – lasse unter Umständen den betroffenen Bereich zuerst aus oder lege nur meine Hände auf, ohne zu kneten oder zu streichen, bis das Kind die Berührungen mag und der ursprüngliche Schmerz langsam vergessen wird. Zu einer Massage zwingen sollten wir jedoch nie.

Bei einem dreijährigen Töchterchen in meinem Bekanntenkreis gab es jedesmal beim Socken- oder Schuhanziehen eine grosse Szene. Sie wollte einfach nicht, dass ihre Füsse berührt wurden. Wir begannen damit, dem Mädchen die Füsschen zu halten, wenn wir Erwachsenen im Gespräch waren – quasi so nebenbei, ohne viel Aufhebens. Ich legte meine Hände ohne Druck um ihren Fuss, und als sie sich daran gewöhnt hatte, begann ich ganz langsam und sanft ihn zu streichen. Sie liess das auch beim anderen Fuss zu, und nach einigen »Behandlungen« hatte sie ihre Berührungs-Angst überwunden. Das Kind war eine Frühgeburt gewesen mit langem Aufenthalt in der Intensivstation.

Nicht immer sind die Ursachen so offensichtlich. Aber Heilen durch Berühren und Zuwendung geschieht auch, wenn wir keine »Diagnose« für die Störung haben. Ich erlebe immer wieder, dass durch die entlastende Wirkung einer Baby-Massage schon nach einer Behandlung eine bemerkenswerte Besserung eintritt – so, als wäre ein Teufelskreis durchbrochen. Eine Mutter kam völlig am Ende ihrer Kräfte mit ihrem drei Monate alten Sohn. Sie hatte seit seiner Geburt keine ruhige Nacht gehabt, weil er immer und immer wieder in kurzen Abständen aufwachte und scheinbar grundlos weinte. Das Baby seufzte, während ich es massierte, einige Male tief, was ich immer als ein sehr gutes Zeichen der Entlastung betrachte (auch in der Therapie mit Erwachsenen). Das Kind wirkte nachher zufrieden und entspannt. Einige Wochen später erhielt ich den Bescheid, dass der Kleine nach der Behandlung zum erstenmal durchgeschlafen habe und seither nachts nur noch selten erwache.

Verschiedene Dinge können uns zeigen, dass jemand sich entlastet.

*Gähnen, Seufzen, Weinen, Kichern,*
*Kreischen, Umsichschlagen,*
*können Zeichen dafür sein,*
*dass der Patient sich entlastet.*

Das Prinzip des Entlastens ist äusserst wichtig. Wir dürfen nicht gleich annehmen, das Kind möge die Behandlung nicht, wenn es weint. Glauben Sie daran, dass Sie ihm gut tun mit Ihren Händen und dass es hilfreich ist, wenn das Kind (oder der Erwachsene) bei der Behandlung weint, weil alte Verletzungen nochmals auftauchen und »erlöst« werden. Dieses Begleiten durch einen alten Schmerz ist wirksame Therapie.

Wir werden dazu aber erst fähig sein, wenn wir bereit sind, auch bei uns selber Schmerzen zuzulassen, und werden jemanden nur dorthin begleiten können, wo wir uns selber schon hingewagt haben.

*Wir können nur in dem Masse heilen,*
*wie wir Heilung bei uns selber*
*zugelassen haben.*

Das eben Gesagte ist bedeutungsvoll und ändert – wenn wir es befolgen – unseren Erziehungsstil und unsere Arbeit mit Patienten. Um diese Tiefe in der Therapie zu erreichen, braucht es Interesse und eine grosse Ehrlichkeit, was den eigenen Entwicklungsprozess betrifft.

# Die Vorbereitung
# auf die Behandlung

*Im Zentrum ist die Stille,*
*aus der Stille strömt das Licht.*

## Die innere Vorbereitung

Der innere Zustand eines Künstlers drückt sich unweigerlich in seinem Werk aus und bestimmt die Themen, die er wählt, die Farben und die Art, wie er den Pinsel führt. Desgleichen bei der Massage. Es leuchtet ein, dass eine Behandlung mehr Freude macht und wirksamer ist, wenn wir aus einer inneren Ruhe heraus arbeiten und zentriert sind. Ruhe und Stille fallen den meisten von uns aber nicht einfach in den Schoss. Das Leben bringt zu viele Ablenkungen und Probleme. Ganz abgesehen davon, braucht es einen starken Willensakt, sich bewusst gegen die allgemein herrschende Vielgeschäftigkeit und Hektik abzugrenzen. Das kann man trainieren. Stillewerden ist eine Übungssache. Wer sich darum bemüht, wird sehr bald feststellen, dass die alltäglichen Pflichten besser von der Hand gehen. Innere Ruhe wirkt sich aus auf alles, was wir unternehmen. Ich bemerke bei meinen Behandlungen einen Unterschied, wenn ich ein paar Tage sehr geschäftig war und mir keine Zeit nahm, abzuschalten und in die Stille zu gehen. Entspannen und Stillwerden geht nicht auf Befehl. Es braucht gewisse Hilfsmittel und Techniken, um das Gemüt zu beruhigen. Darüber gibt es ein riesiges Angebot an Literatur und Kursen, aus denen es jene Methode zu finden gilt, die zum eigenen Temperament passt. Eine Technik, die ich sehr wirkungsvoll finde, ist das Üben der Achtsamkeit. Dabei versuche ich, meine Aufmerksamkeit bewusst auf alle Ebenen zu richten – vom Körper über die Gefühle zu den Gedanken.

*Das Üben der Achtsamkeit*
Setzen Sie sich bequem, aber in aufrechter Haltung auf einen Stuhl. Prüfen Sie nach, ob Ihre Schultern trotz gerader Haltung der Wirbelsäule locker bleiben. Die Hände ruhen bequem auf den Oberschenkeln oder im Schoss. Die Füsse stehen fest und flach auf dem Boden. (Keine hohen Absätze!)
– Atmen Sie einige Male lange und tief aus und ein. Schliessen Sie die Augen.
– Ihre ganze Aufmerksamkeit richtet sich auf das, was hier und jetzt bei Ihnen geschieht – wie Sie sich da, in diesem Raum, fühlen, wie Sie dasitzen. Versuchen Sie, wach und bewusst zu beobachten und mit einer Haltung völligen Akzeptierens und ohne zu werten, Ihren Körper zu fühlen.
– Beginnen Sie bei den Füssen. Spüren Sie den Kontakt zum Boden, den Druck der Schwerkraft, die ganze Fussohle, jede Zehe, den Raum zwischen den Zehen, den Rist, die Knöchel.
– Mit grosser Aufmerksamkeit streifen Sie auf diese Art weiter über den Körper nach oben. Wie ein neugieriger, interessierter Beobachter nimmt unser Bewusstsein alles wahr. (Immer ohne zu urteilen!)
– Das Schienbein, die Knie, die Oberschenkel.
– Die Geschlechtsteile und das Gesäss, das Becken, der Bauch und die Brust.
– Das Rückgrat von Wirbel zu Wirbel nach oben, der ganze Rücken, die Schultern.
– Die Hände werden beobachtet: Wie liegen sie da?

Was berühren Sie? Spüren Sie jeden Finger, die Innenflächen, den Handrücken, die Knöchel.

- Unterarm, Ellbogen, Oberarm, Achselhöhlen, die Wärme in den Achselhöhlen, die Schultern.
- Spüren Sie Hals und Nacken, die ganze Kopfhaut, Kinn, Zähne, Gaumen, Lippen, Wangen, Nase, Nasenspitze, Augen und Augendeckel. Spüren Sie, wie die Augendeckel die Augen sanft berühren.
- Die Augenbrauen und die Stirne, der Punkt in der Mitte zwischen den Augenbrauen. Bringen Sie Ihre Aufmerksamkeit immer wieder zurück zum Körper, wenn Ihre Gedanken abschweifen. Bleiben Sie neutrale Beobachterin.
- Beschäftigen Sie Ihren Geist als nächstes, indem Sie die Konzentration auf Ihre Atmung richten, ohne diese zu manipulieren oder zu zwingen. Beobachten Sie, wie die Atmung Ihren Körper bewegt, wie zwischen der Ein- und Ausatmung kleine Pausen entstehen.
- Achten Sie auf Ihre Gefühle, auf Ihre Stimmung, treten Sie innerlich einen Schritt zurück und beobachten Sie Ihre Gefühle, akzeptieren Sie diese, ohne sich mitreissen zu lassen.
- Beobachten Sie, wie Ihre Gedanken ununterbrochen kommen und gehen in wilder Sequenz. Lassen Sie sich aber nicht zu sehr verwickeln. Spielen Sie die Beobachterin. Lassen Sie die Gedanken vorbeiziehen, und kommen Sie zurück in die Gegenwart zu Ihrem Körper, Ihrer Atmung.
- Bleiben Sie einige Minuten so sitzen, erleben Sie, wie der Atem Ihren Körper durchströmt. Stellen Sie sich vor, dass Sie ganz weit und durchlässig werden und der Atem jede Zelle Ihres Körpers nährt.
- Kommen Sie nach einer Weile langsam zurück in die äussere Welt. Atmen Sie einige Male tief ein und aus, strecken Sie sich – erholt und frisch für neue Taten.

Je regelmässiger Sie üben, desto einfacher wird es Ihnen fallen, entspannt und ruhig zu werden. In der Stille schöpfen wir aus den inneren Quellen der Kraft, und Sie werden bald feststellen, dass Sie einen besseren Zugang zu Ihrer Intuition haben und Ihr privates und berufliches Leben harmonischer verläuft.

Das Praktizieren fällt einigen Leuten leichter, wenn eine Stimme sie durch die Übung führt. Mit einem Tonband lässt sich das leicht machen. Sprechen Sie die Anweisungen sehr langsam, und lassen Sie genügend Pausen für das Spüren der einzelnen Körperteile.

Dieses Üben der Achtsamkeit kann übrigens sehr hilfreich sein bei Einschlaf-Schwierigkeiten. Sie wandern dann mit Ihrer Aufmerksamkeit (im Bett liegend) von den Fussohlen durch den Körper nach oben. Da kommt man manchmal nicht weiter als bis zu den Oberschenkeln.

## Die äussere Vorbereitung

Es lohnt sich, ein wenig Zeit einzusetzen, um gute äussere Bedingungen für die Behandlung zu schaffen und erst dann zu beginnen, wenn wir uns gut eingerichtet und für die Dauer der Behandlung frei gemacht haben. Dann können wir uns ungestört der Aufgabe widmen und uns abgrenzen gegen andere Tätigkeiten, die im Spitalzimmer oder im Hause vor sich gehen. Gespräche und Telefonanrufe können ruhig einmal warten.

### Die Atmosphäre

Die ganze Umgebung spielt eine wesentliche Rolle und beeinflusst das Geschehen. Noch mehr als Erwachsene nehmen Kinder die Atmosphäre, die sie umgibt, wahr. Sie reagieren auf Stimmungen zwischen den Eltern oder dem Personal, auf unsere Launen, auf Farben, Klänge und Gerüche. Auch der Fernseher, der im Hintergrund läuft, beeinflusst die

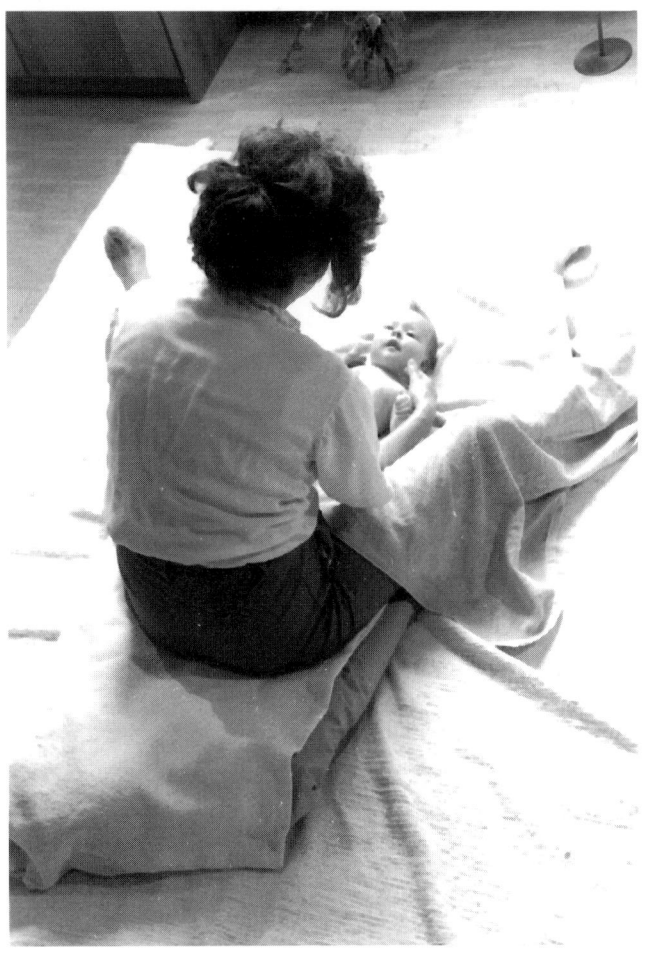

Stimmung. Selbst wenn das Baby nicht hinschaut, werden seine Sinnesorgane überflutet. Das moderne Leben bringt, wenn wir uns nicht abgrenzen und vieles gezielt ausklammern, eine Überreizung der Sinne. Die ständige Berieselung mit Klängen und Bildern kann von Kindern nicht verarbeitet werden und beeinflusst auch uns Erwachsene mehr als wir glauben. Sie überreizen einerseits das Nervensystem, stumpfen jedoch die Sinnesorgane und den Instinkt ab. Die Brutalo-Szenen auf dem Bildschirm hinterlassen ihre Eindrücke in der Seele, auch wenn wir meinen, dagegen gefeit zu sein. Wir dürften ruhig etwas wählerischer werden mit den Dingen, die uns

umgeben. Sie färben unser Grundbefinden und bestimmen die Atmosphäre im Heim.

*Wärme*

Der Raum muss warm sein. Der Arbeitsplatz wird am besten zusätzlich mit einem kleinen Ofen geheizt, die Unterlage eventuell vorgewärmt. Wärme ist eine wichtige Voraussetzung. Wer friert, kann weder entspannen noch geniessen, und Säuglinge frieren sehr schnell.

*Der Platz*

Zum Massieren wird ein Platz eingerichtet, wo man sich wohl fühlt und ungestört ist. Das kann auf dem Boden sein (zu Hause), auf einem Wickel- oder Reanimationstisch. Es ist sehr wichtig, dass wir eine bequeme Position einnehmen und entspannt arbeiten, ohne uns zu verkrampfen, denn Verspannungen übertragen sich von unseren Händen auf das Baby. Die Unterlage soll weich sein. Die Kinder lassen praktisch immer Wasser, wenn sie gestreichelt werden – daran sollten wir denken und entsprechende Schutzmassnahmen ergreifen. Wir legen das Baby auf ein Frotté- oder ein anderes weiches Tuch, in welches es nach der Massage eingewickelt wird. Falls wir mit Öl arbeiten wollen, stellen wir ein Schälchen mit dem Öl in Griffweite, wenn nötig vorgewärmt. (Die Öle werden in einem späteren Kapitel behandelt.)

*Der Zeitpunkt der Massage*

Es ist nicht immer leicht, den richtigen Zeitpunkt für die Behandlung zu finden, da nicht nur das Baby berücksichtig werden muss, sondern auch die Umgebung: Tagesplan und Personal im Spital, die Familienmitglieder zu Hause, wie etwa die älteren Geschwister, die zu bestimmten Zeiten in die Schule müssen und die Eltern auch noch brauchen.
Es hat keinen Sinn zu massieren, wenn das Kind hungrig ist oder sehr müde. Das Bedürfnis nach Nah-

rung hat Vorrang und muss zuerst gestillt sein. Es ist unangenehm, aus tiefem Schlaf geweckt zu werden, selbst für eine Massage. Wir suchen am besten für jeden Fall individuelle Lösungen. Am einfachsten ist es, wie schon erwähnt, wenn ein täglicher Rhythmus besteht, in welchem die Massage einen festen Platz hat. Das Baby gewöhnt sich daran und erwartet die Massage mit Freude. Eine gewisse Regelmässigkeit im Tagesablauf fördert sein Vertrauen in die Umwelt.

**Allgemeines über Technik und Ausführung**

Wenn alles gut vorbereitet ist und wir für uns und das Kind einen Platz geschaffen haben, beginnt die Massage. Die Technik ist sehr einfach, die Griffe sind sanft und einfühlsam, aber trotzdem nicht zaghaft. Es geht nicht um schwierige Griffe, komplizierte Abläufe oder Manipulationen, sondern um liebevolle Zuwendung.

*Das Einstimmen*
Die Atmosphäre beim Beginn einer Behandlung gibt

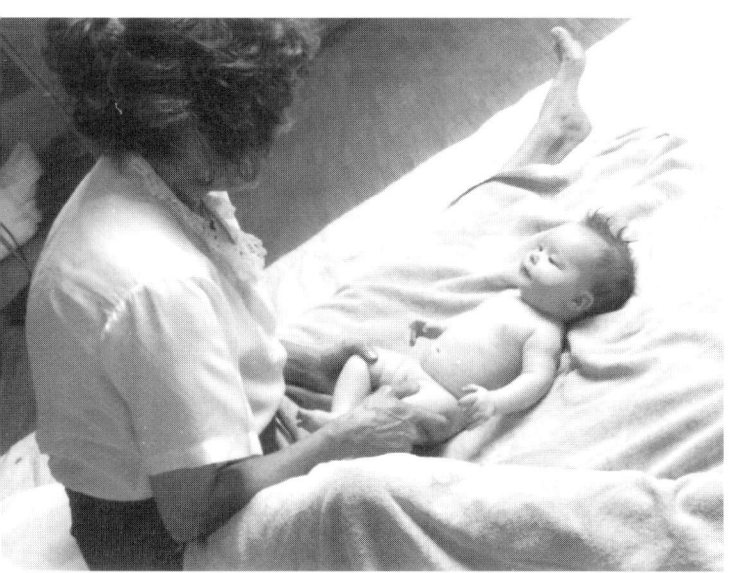

den Ton an für den weiteren Verlauf. Daher ist es so wichtig, dass wir uns nicht unter Zeitdruck fühlen und dass wir aus Freude arbeiten. Auch wie wir den Säugling entkleiden spielt eine Rolle. Ich spreche dabei meistens mit dem Kinde und erzähle, was ich vorhabe. Ich nehme es für voll, traue ihm zu, dass es mich versteht. Und das tut es auch. Schon Säuglinge haben einen untrüglichen Sinn für das Wahre und Echte. Die Kommunikation geschieht nicht durch das Wort, sondern durch die Botschaft, welche aus der Tonlage, dem Augenausdruck, der Körpersprache, dem »Handling« spricht. Beim Kind können wir nicht lügen – es nimmt uns wahr, wie wir wirklich sind und reagiert entsprechend.

Wenn wir das Kind noch nicht kennen, lassen wir uns etwas Zeit, bevor wir mit der Massage beginnen. Das ist vor allem wichtig, wenn wir als Personal mit Kindern arbeiten, denn diese müssen sich ja immer wieder an neue Menschen gewöhnen. Wie bereits beim Thema Bindung beschrieben, ist es für die Säuglinge besser, wenn sie möglichst oft von der gleichen Pflegerin oder Krankenschwester massiert werden, wenn die Mutter diese Aufgabe aus irgendeinem Grund nicht erfüllen kann.

*Sprechen oder nicht?*
Leboyer empfiehlt in seinem Buch »Sanfte Hände«, die Baby-Massage schweigend durchzuführen. Diese Haltung eignet sich meines Erachtens nicht für alle Kinder. Es ist gut, wenn wir in jedem Fall individuell entscheiden. Ich habe Säugline erlebt, die unruhig und verängstigt reagierten, wenn ich nicht mit ihnen sprach. Die verbale Zuwendung ist für sie wichtig. Wie bereits beschrieben, spielen in unserer Entwicklung alle Sinnesorgane eine Rolle. Mit der Stimme können wir unserer Zuneigung Ausdruck geben, und ich glaube, dass die Säuglinge den Sinn dessen, was wir ihnen sagen, genau mitbekommen. Mensch und Tier haben eine angeborene Fähigkeit, die Bot-

schaften des anderen zu verstehen. Dieses Verständnis ist nicht an Worte gebunden, sondern erfasst unmissverständlich die zugrundeliegende Wahrheit. Es versteht sich von selbst, dass wir während einer Behandlung nicht mit anderen Personen reden und uns ablenken lassen. Die Wirkung wäre durch ein solches Verhalten im höchsten Mass beeinträchtigt.

## Vertrauen Sie Ihren Händen!

Machen Sie sich keine Sorgen wegen der verschiedenen Griffe, falls Sie noch keine Erfahrung haben mit Massieren. Vertrauen Sie Ihren Händen. Lassen Sie sich nichts entgehen. Lassen Sie Ihre Hände alles spüren: Wärme, Kälte, Beschaffenheit der verschiedenen Gewebe, Konturen, Gelenke. Arbeiten Sie nicht nur mit den Fingerspitzen, sondern, wo möglich, mit der ganzen Hand. Ihre Hände schmiegen sich den Formen des Körpers an. Sie streicheln, »kneten« und »modellieren«. Ihre ganze Aufmerksamkeit ist in diesen Händen, und je mehr Ihre Hände wahrnehmen, je angenehmer ist es für das Kind und je tiefer ist die Wirkung. Es wird auf Ihre grosse Konzentration und Hingabe reagieren und ganz aufmerksam Ihre Handlungen und die Empfindungen in seinem Körper verfolgen. Es wird Ihnen ein klares Feedback geben und mit Ihnen einen Dialog führen. Sie werden sehr bald herausfinden, was es mag und wie die verschiedenen Griffe wirken.

## Die Griffe

Die einzelnen Griffe der verschiedenen Methoden werden in den nächsten Kapiteln im Detail beschrieben und illustriert. Allgemeine Regel ist:

*Die Griffe werden*
*langsam und rhythmisch*
*ausgeführt.*

Es besteht ein grosser Unterschied in der Wirkung, ob wir schnell oder langsam arbeiten. Am besten machen wir diese Erfahrungen am eigenen Leib und lassen uns massieren. Es ist ausserordentlich beruhigend, wenn uns jemand mit langsamen, rhythmischen Bewegungen über den Körper streicht. Schnelle Griffe hingegen regen uns an und wirken belebend. Die Stimmung ändert sich. Bei langsamem Streichen ist alles bedächtiger und wir haben eine bessere Chance zu spüren, was im Körper vorgeht – wir haben Zeit, nachzuspüren und auf unsere Empfindungen zu achten.
Im grossen ganzen wirken die Griffe so:

*Langsame Griffe beruhigen.*
*Schnelle Griffe regen an.*
*Abwärtsstriche beruhigen.*
*Aufwärtsstriche regen eher an.*

*Beim Massieren bleiben immer beide Hände*
*in Kontakt mit dem Körper – auch dann,*
*wenn nur eine Hand arbeitet.*
*Die Hand, welche nicht aktiv ist,*
*gibt Halt oder ruht einfach auf dem Körper*
*und schliesst den Energie-Kreislauf.*

Dieses ständige In-Kontakt-Bleiben ist vor allem wichtig, wenn die Massage für den Empfänger – ob Kind oder Erwachsener – noch neu ist, oder dann, wenn er mit starken Gefühlen konfrontiert ist. Es kann Verlassenheitsgefühle und Ängste auslösen, wenn sich die Hände plötzlich und unerwartet entfernen. Aus diesem Grunde stellen wir die Schale mit dem Öl auch in Reichweite. So können wir bei Bedarf mit einer Hand Öl nehmen, während die andere Hand am Körper bleibt. Beim Benützen einer Flasche bräuchten wir beide Hände, um Öl auf die Hand zu schütten und würden den Kontakt unterbrechen. Das Hantieren mit einer Flasche unterbricht den Fluss unserer Bewegungen und lenkt ab.

*Der Druck*

Der Druck unserer Hände passt sich beim Massieren immer Gewicht und Gesundheitszustand des Säuglings an. Wenn das Kind grösser und kräftiger wird und sich an die Massage gewöhnt hat, wird auch der Druck von selbst etwas stärker. Das ergibt sich ganz von selbst. Massieren ist wie ein Tanz. Wir nehmen die Zeichen des anderen auf und reagieren entsprechend. Wir drücken und manipulieren nie. Wir nehmen die Regungen das anderen auf und reagieren entsprechend. Daher ist unsere Aufmerksamkeit so wichtig. Die Kinder geben uns ein klares Feedback und zeigen unmissverständlich, wann sie genug haben, was sie mögen und was nicht. Sie besitzen ein ganzes Repertoire an Zeichen, um sich mit uns zu verständigen.

Die meisten Anfänger arbeiten zuerst eher zu zaghaft, weil sie befürchten, dem Kind weh zu tun. Diese anfängliche Scheu geht jedoch mit ein wenig Übung schnell vorbei. Auch bei feinen Strichen ist immer eine gewisse Bestimmtheit in den Berührungen nötig. Haben Sie Vertrauen in Ihre Fähigkeit. Es ist gut, Ängstlichkeit und Scheu beiseite zu lassen, denn Ihre Gedanken und Ihre Unsicherheit werden vom Kinde wahrgenommen.

Es scheint paradox, doch Druck wirkt so:

*Feine Berührung reizt und regt an.*
*Fester Druck beruhigt.*
*Schmerzhafter Druck blockiert*
*und verursacht Abwehr.*

*Von oben nach unten*

Im Gegensatz zur Sport- oder Schwedenmassage wird bei der Baby-Massage im grossen und ganzen von oben nach unten gearbeitet. Das verwirrt viele, denn sie haben gelernt, eine Massage müsse immer herzwärts verlaufen. Daher kommen Bedenken, man könne schaden bei umgekehrter Vorgehensweise.

Dem ist nicht so. Das Ziel der Baby-Massage ist ein anderes als die Wirkung, die bei einer Sportmassage angestrebt wird. Dort will man Schmerzen lindern, Schlacken abbauen und deren Wegtransport beschleunigen, sowie den Kreislauf anregen. Das wird am besten erreicht mit Streichen herzwärts. Bei der Baby-Massage streben wir Entlastung und Beruhigung an. Durch das Ausstreichen nach unten wird angestaute Energie entfernt. Abwärtsstreichen wirkt beruhigend und entspannend.

Eltern und Berufstätige stellen immer wieder erstaunt fest, wie ruhig sie selber werden, wenn sie ein Baby, ihren Partner oder eine Freundin massieren. Massieren ist nicht nur Geben oder harte Arbeit. Im Gegenteil: wir fühlen uns nach einer stimmigen Behandlung auch als Gebender beglückt.

*Massieren ist ein gegenseitiges*
*Beschenken.*

# III. Praktischer Teil 2

## Handeln
## Behandeln

## Die Baby-Massage nach Dr. Leboyer

»Wir berühren den Himmel, wenn wir
unsere Hand auf den menschlichen
Körper legen.«

Carlyle

Von den im folgenden Teil besprochenen Methoden taktiler Stimulierung ist die Baby-Massage die bekannteste. Sie gehört im Osten, und, soviel ich weiss, auch in Teilen Afrikas zur Tradition. Baby-Massage soll auch bei uns früher angewandt worden sein. Ich bin älteren Leuten begegnet, die sich noch daran erinnern, wie ihre Eltern oder Grosseltern Säuglinge massierten. Zu Anfang der achtziger Jahre wurde die Baby-Massage bei uns im Westen durch das Buch »Sanfte Hände« von Dr. F. Leboyer wieder ins Bewusstsein gerufen und inspirierte damit eine neue Generation von Eltern. Er beschrieb die Massage, die er in Indien kennengelernt hatte und dokumentierte sie mit wunderschönen Fotos. Inzwischen sind weitere Bücher über dieses Thema erschienen (siehe Literaturverzeichnis), wobei sich die Massagen der verschiedenen Autoren im grossen ganzen nur wenig unterscheiden.

Mehr und mehr Eltern massieren heute ihre Babies und sind begeistert von den Erfahrungen, die sie machen. Die Entwicklung der Kinder verläuft auffallend gut, und mehrere Mütter erzählten mir, dass sie eine überdurchschnittlich grosse motorische Sicherheit bei den Kindern beobachten, wenn diese zwei, drei Jahre alt sind. Solche Erfahrungen sprechen sich herum, und Hebammen, Kinderkrankenschwestern und Mütterberaterinnen werden immer öfter um Instruktionen gebeten. In vielen Spitälern in der

Schweiz ist die Baby-Massage Teil der Aus- und Weiterbildung des Pflegepersonals. Wöchnerinnen, die sich interessieren, werden auf Wunsch einzeln oder in Gruppen instruiert, bevor sie mit dem Kind nach Hause gehen. Auch Mütterberaterinnen zeigen die Massage in Kursen oder in Einzelberatungen.

Auf den folgenden Seiten wird die Baby-Massage Schritt für Schritt erklärt. Ich möchte jedoch nochmals betonen, dass Anleitungen nicht da sind, um stur und auf Kosten unserer Spontaneität und unserer Freude befolgt zu werden. Gebrauchen Sie immer auch Ihr inneres Wissen, Ihre Gefühle und Ihre Intuition und reagieren Sie auf die Zeichen, die Ihnen das Kindlein gibt, dann können Sie nichts falsch machen. Anleitungen sind da, um Ihnen anfangs mehr Sicherheit zu geben. Sie werden jedoch bald Ihre ganz eigene Art zu massieren entwickeln. Die Babies sind unsere besten Lehrer.

Wie bereits erwähnt, passt sich die Behandlung, was Festigkeit der Griffe, Druck und Dauer der Massage betrifft, immer der Grösse und dem Gesundheitszustand des Babys an. Wenn es noch klein ist, wird zart und ohne Druck massiert. Je kräftiger das Kindlein wird, je kräftiger wird auch die Massage.

Bei einem sehr winzigen Frühchen oder sehr kranken Säugling eignen sich die Polarity-, Känguruh- oder RISS-Methode jedoch besser. Falls Sie unsicher sind, welche Behandlung sich für ein Kind am besten eignet, lesen Sie zuerst das Kapitel Kontraindikationen durch. Sie werden dort sehen, dass es für jeden Fall eine geeignete Behandlungsart gibt.

Bei folgenden Umständen ist von einer Baby-Massage abzusehen:

- Hohes Fieber
- Akute Infekte
- Innere Blutungen
- Bei nicht diagnostizierten, schweren Krankheiten
- Bei geschwollenen Lymphdrüsen

Sie können täglich massieren, am besten im Tagesablauf eingeplant – je regelmässiger Sie ein Baby massieren, je offensichtlicher und anhaltender wird die Wirkung sein.

Eine volle Baby-Massage dauert durchschnittlich etwa 20 Minuten. Das ist jedoch nur eine Richtlinie. Es steht Ihnen völlig frei, weniger lang zu massieren oder nur einen Teil des Körpers zu behandeln. Eine kurze oder eine Teilmassage mit intensiver Zuwendung ist besser als eine mechanisch oder hektisch ausgeführte Ganzmassage. Qualität geht auch hier über Quantität. Arbeiten Sie immer nach eigenem Gefühl und eigener Intuition.

Und so wird es gemacht.

**Ablauf der Baby-Massage nach Dr. Leboyer**

1. Brust     Vom Brustbein in Bahnen über die Rippen nach aussen streichen.
2. Diagonal     Diagonales Streichen von der Hüfte zur gegenüberliegenden Schulter und hinunter zur anderen Hüfte.
3. Arme     In Seitenlage über den Nacken, die Schulter den ganzen Arm massieren, auch das Handgelenk, den Handrücken und die Handinnenfläche sowie jeden Finger.
4. Bauch     Abwechselnd mit der rechten und linken Hand nach unten streichen, Spirale vom Bauchnabel beginnend, Bauch mit Unterarm ausstreichen.
5. Beine     Gleich wie die Arme; die Fussgelenke und Füsschen sind wichtig.
6. Rücken     Eine Hand massiert den Rücken in langen Strichen von oben nach unten, die andere hält den Po. Dann Massieren der Muskeln mit den Fingerkuppen beidseits der Wirbelsäule. Querstriche. Ausstreichen bis über die Füsse hinaus.
7. Gesicht     Von der Mitte her werden Bahnen gezogen. Ohren sanft kneten und ziehen.
8. Übungen     Am Schluss werden die Gymnastikübungen gemacht.
9. Abschluss     Das Kind wird warm eingepackt und geschaukelt, evtl. gestillt, gebadet oder schlafen gelegt.

Im folgenden wird jeder Griff im Detail beschrieben.

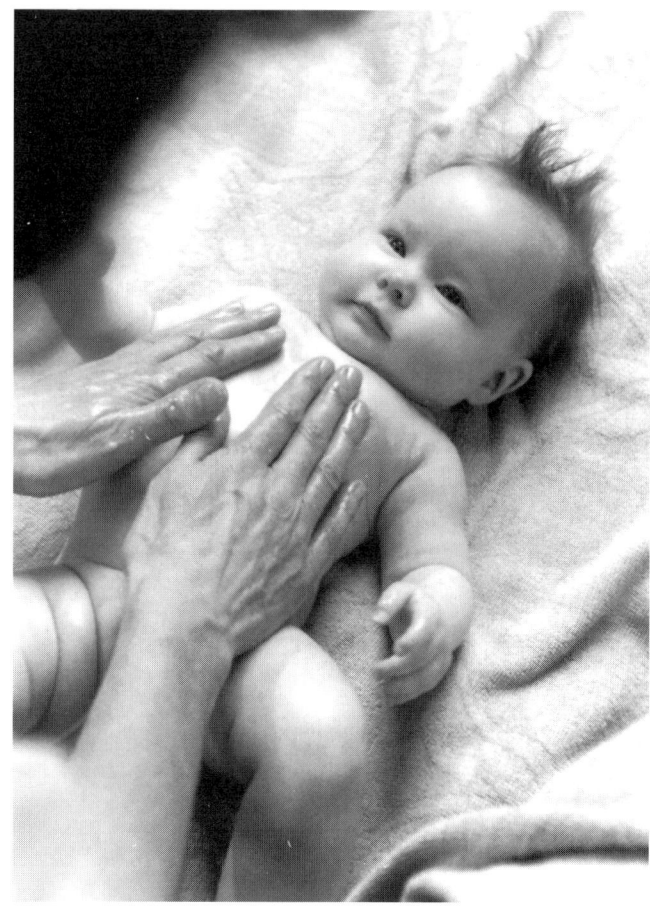

*1. Die Brust*

Legen Sie zuerst Ihre warmen Hände auf die Brust des Kindes und warten Sie, bis es sich an die Berührung gewöhnt hat. Die Reaktion auf Berührung an der Brust kann sehr stark sein: z.B. Aufbäumen, tiefes Einatmen, Erröten. Daher ist es wichtig, langsam und sehr sanft zu beginnen. Lassen Sie sich Zeit. Nehmen Sie zwei, drei lange, tiefe Atemzüge und blasen Sie alle Luft aus Ihren Lungen. Wenn Sie beide ganz »da« sind, beginnt die Massage.

Verteilen Sie zuerst ein wenig Öl über Brust und Schultern, damit Ihre Hände gut gleiten. Dann streichen Sie mit beiden Händen vom Brustbein her nach

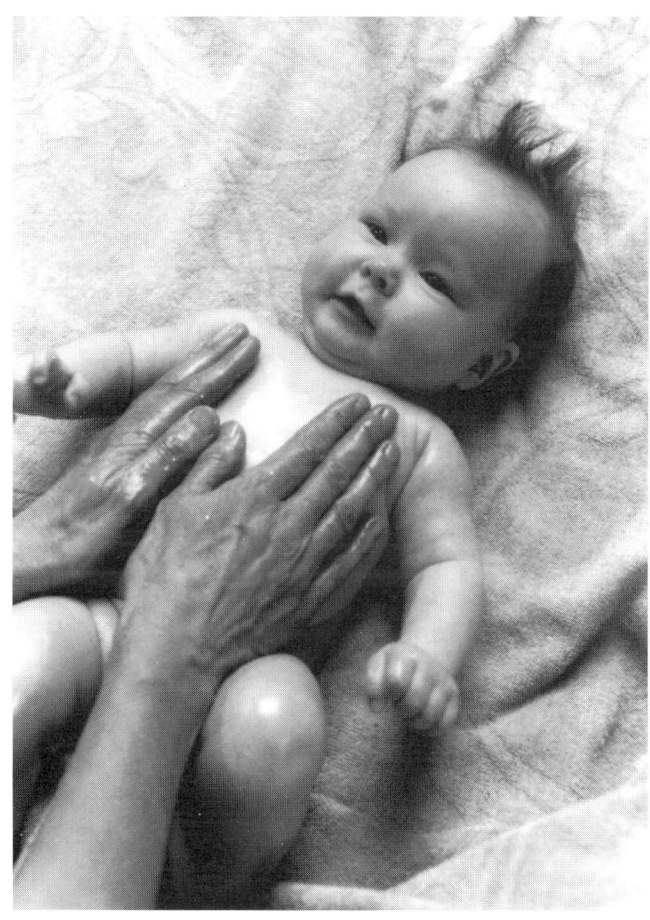

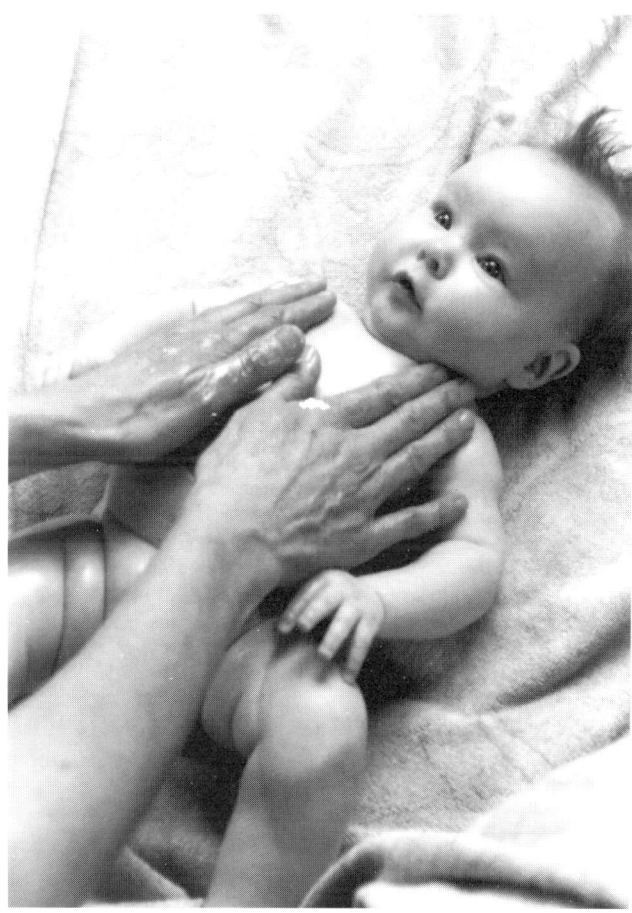

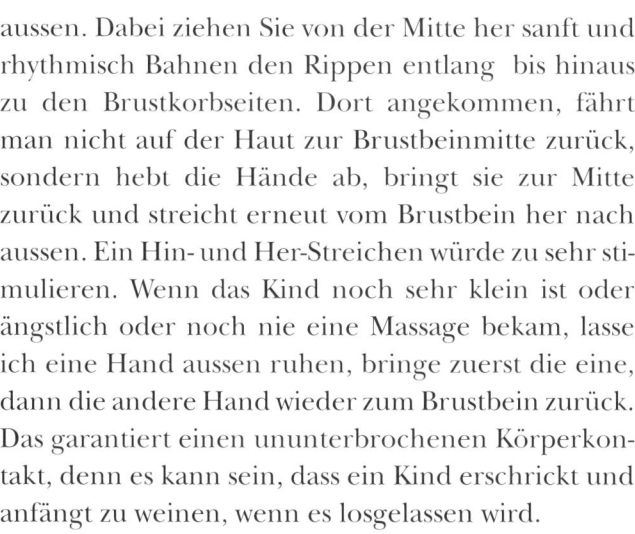

aussen. Dabei ziehen Sie von der Mitte her sanft und rhythmisch Bahnen den Rippen entlang bis hinaus zu den Brustkorbseiten. Dort angekommen, fährt man nicht auf der Haut zur Brustbeinmitte zurück, sondern hebt die Hände ab, bringt sie zur Mitte zurück und streicht erneut vom Brustbein her nach aussen. Ein Hin- und Her-Streichen würde zu sehr stimulieren. Wenn das Kind noch sehr klein ist oder ängstlich oder noch nie eine Massage bekam, lasse ich eine Hand aussen ruhen, bringe zuerst die eine, dann die andere Hand wieder zum Brustbein zurück. Das garantiert einen ununterbrochenen Körperkontakt, denn es kann sein, dass ein Kind erschrickt und anfängt zu weinen, wenn es losgelassen wird.

Einige Male fahre ich vom Brustbein aus auch nach oben über die kleinen Schultern, in die Hautfalten am Hals und spüre aussen die Rundung des Schultergelenks. Beim Streichen schmiegt sich meine Hand ganz den Konturen des Körpers an.

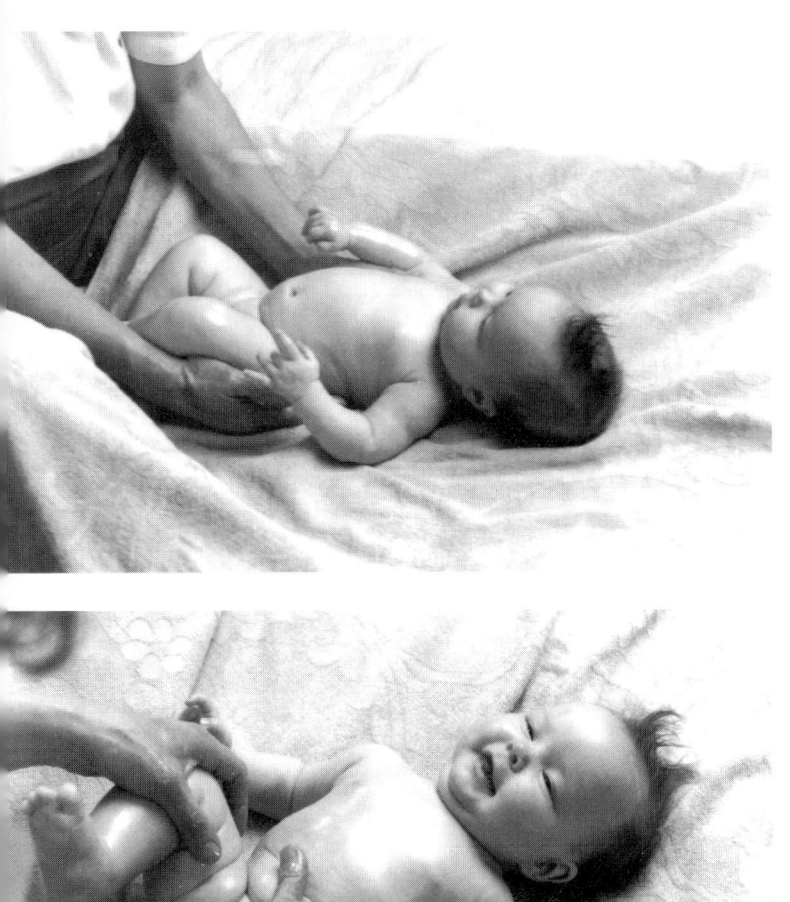

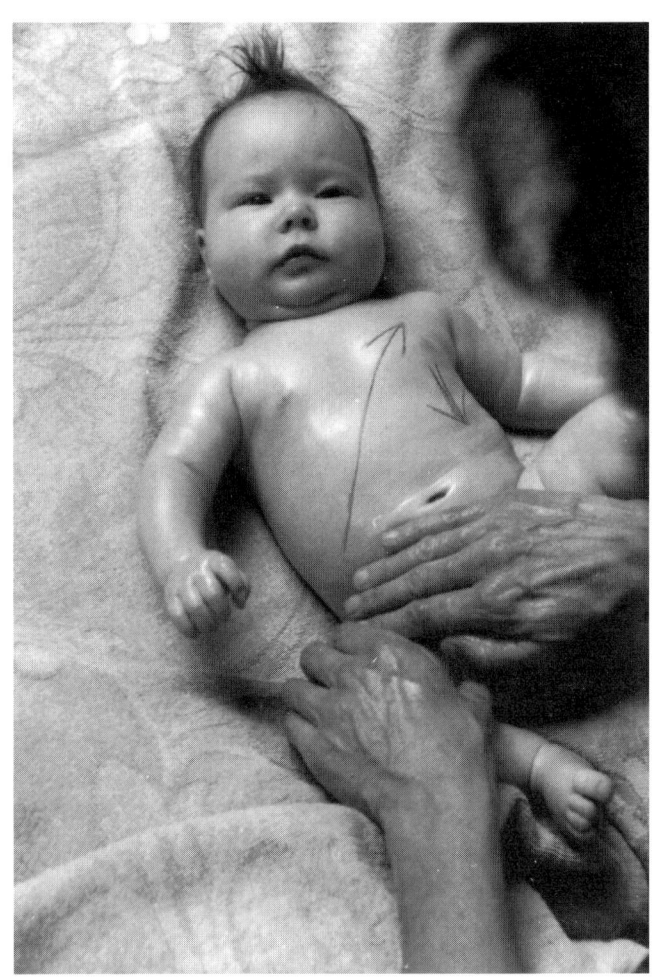

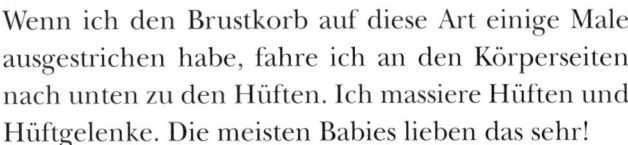

**2. Das diagonale Streichen**

Hier liegt die linke Hand auf dem rechten Oberschenkel.
Die rechte Hand streicht von der rechten Leiste aus
quer nach oben zur linken Schulter, fährt auf der linken Körperseite nach unten bis zum Hüftgelenk.

Wenn ich den Brustkorb auf diese Art einige Male
ausgestrichen habe, fahre ich an den Körperseiten
nach unten zu den Hüften. Ich massiere Hüften und
Hüftgelenke. Die meisten Babies lieben das sehr!

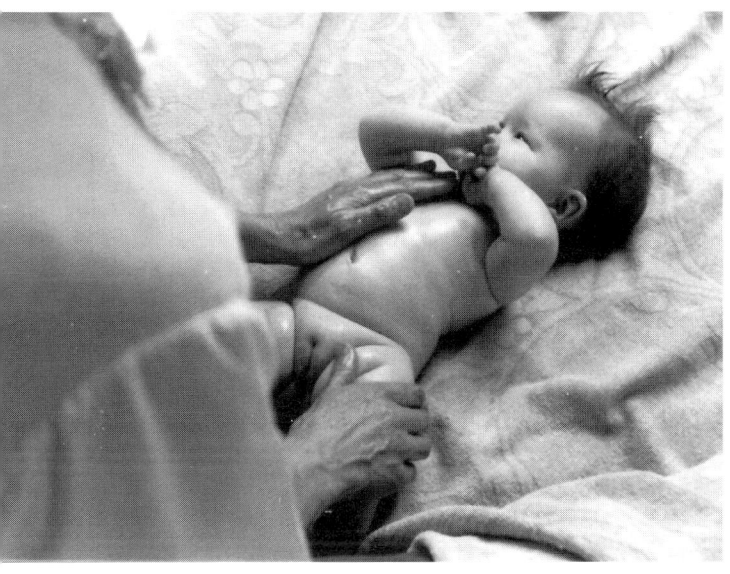

### 3. Die Arme

Für die Massage des Armes legen wir das Kindlein auf die Seite, damit auch Schulter und Nacken zugänglich sind. Wir erzwingen jedoch nie etwas. Wenn sich das Baby dagegen sperrt, lassen wir es einfach auf dem Rücken liegen.

Zuerst holen Sie wieder ein wenig Öl aus der Schale und streichen den Arm ein.
Die »innere« Hand umfasst das Handgelenk, die andere beginnt mit der Massage an Nacken und Schulter. Arbeiten Sie vom Nacken her über die Schultern zum Schultergelenk und lockern Sie Muskeln und Gelenk.
Meistens entspannt sich dabei das Ärmchen, und wir können es am Handgelenk leicht nach oben ziehend ein wenig strecken, damit wir den Oberarm gut umgreifen und kneten können. Die Hand dreht sich rund um den Oberarm und macht dazu eine Art »melkende« Bewegung, indem sie die Muskeln presst und wieder loslässt. So arbeitet man weiter auch über den Unterarm.

Umgekehrt, hält die rechte Hand den linken Oberschenkel des Kindes, und die linke streicht diagonal von der Leiste über Bauch und Brust zur rechten Schulter, dann hinunter zum rechten Hüftgelenk. Wir wiederholen diesen Griff etwa dreimal.
(Bei diesem diagonalen Streichen waren die Teilnehmerinnen in den Kursen oft unsicher. Es ist jedoch keine Hexerei und tönt schwieriger, als es ist.)

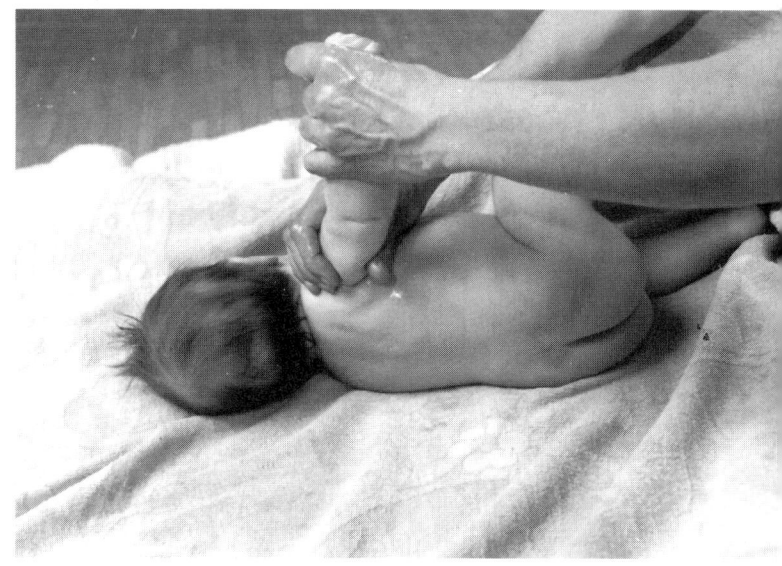

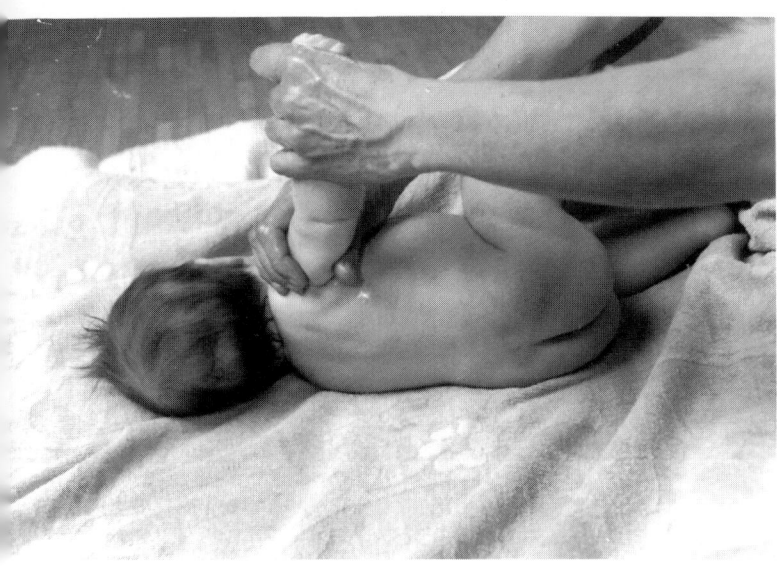

Am Handgelenk angekommen, wechseln wir den Griff. Die »äussere« Hand umfasst nun das Handgelenk, und die »innere« Hand fängt innen am Oberarm an zu massieren, bis sie wieder beim Handgelenk ankommt.

Auf diese Weise massiert man das Ärmchen zwei- bis dreimal und achtet auch darauf, dass der Ellbogen und die Ellenbeuge nicht vergessen werden.

Es ist auch gut, ein- oder zweimal den Arm vom Handgelenk nach oben zur Schulter auszustreichen, damit Schlacken und Abbaustoffe abtransportiert werden.

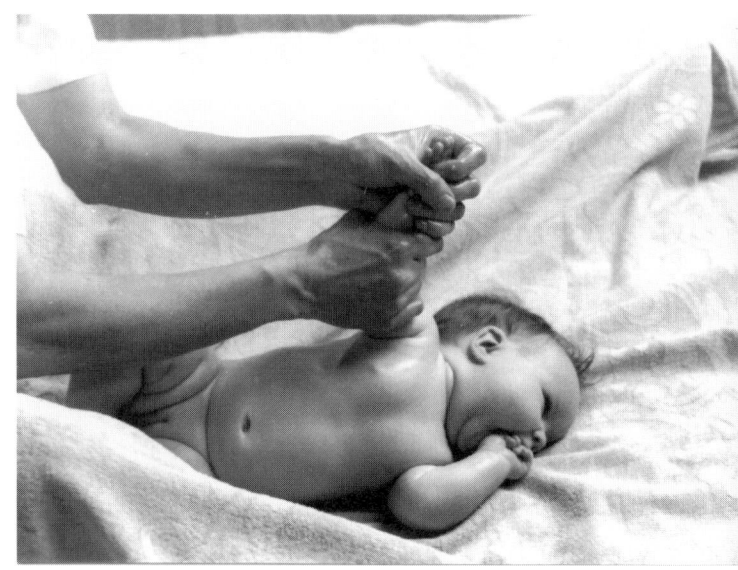

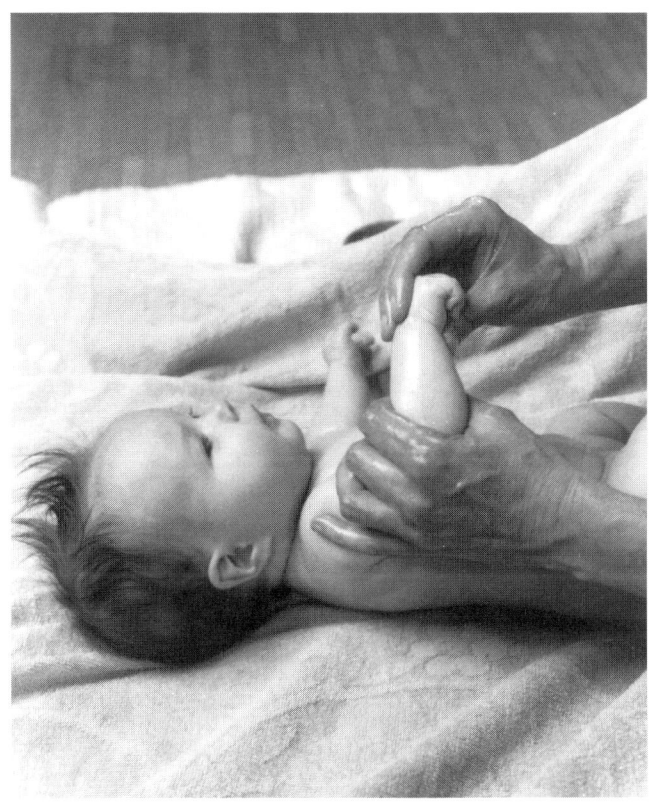

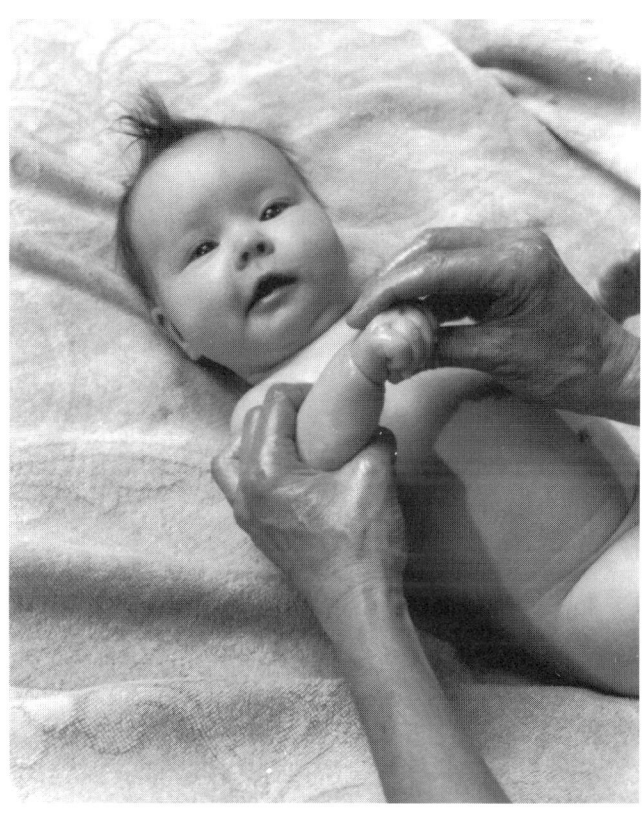

*Handgelenk und Hände*
Die Gelenke sind wichtige Übergangsstellen, wo sich oft Energie anstaut. Wir lockern das Handgelenk und massieren mit Daumen und Fingerspitzen rund ums Gelenk.

Auf dem Handrücken werden die »Pölsterchen« massiert – was die meisten Babies sehr lieben.

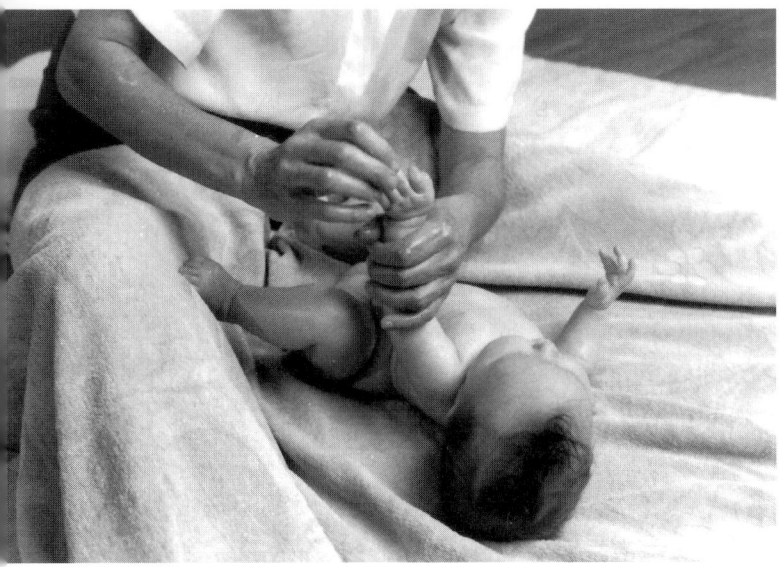

Jeder Finger, vom kleinsten bis zum Daumen, wird vom Ansatz bis zur Fingerspitze rundum gestreichelt und ausgestrichen. Meistens wird dadurch das Händchen locker und entspannt und kann leicht geöffnet werden für die Massage der Innenfläche. Ich zwinge das Kind jedoch nie, die Hand zu öffnen.

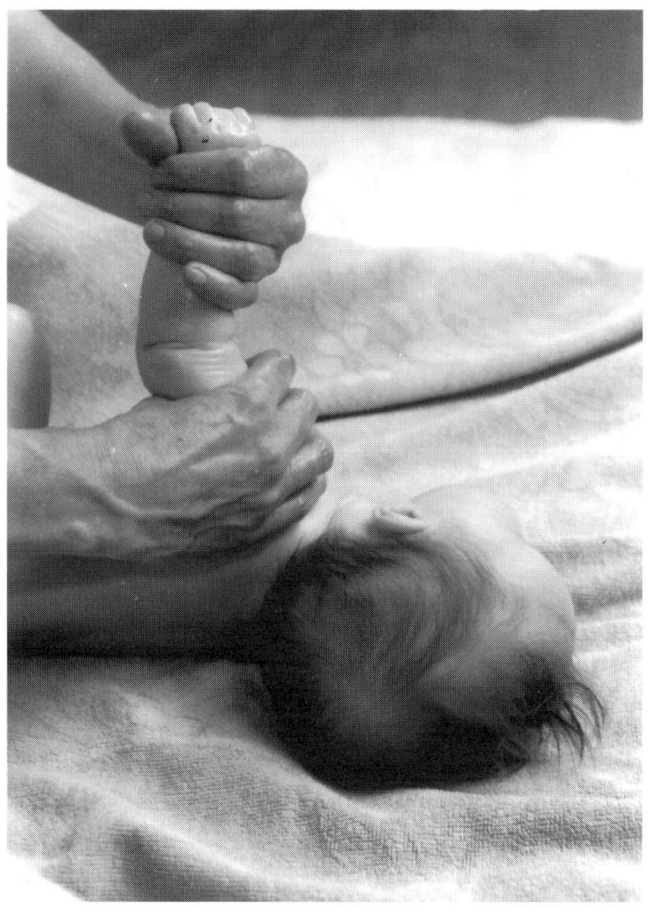

Als Abschluss der Arm-Massage wird der ganze Arm »ausgewrungen«: unsere beiden Hände umfassen das Ärmchen und kreisen gegengleich vom Oberarm bis zum Handgelenk.

Dann wird das Kind auf die andere Seite gedreht und der andere Arm auf gleiche Weise massiert.

## 4. Der Bauch

Der Bauch befindet sich unterhalb der Rippen!
In den Kursen ist mir aufgefallen, dass Lernende bei der Bauchmassage immer wieder in den Brustbereich hineinfahren. Das ist ein starker Reiz für das Herz und kann unter Umständen zu an- und aufregend wirken. Wir haben den Brustbereich ja schon zu Anfang massiert. Nun bleiben wir im weichen Teil des Magen-Darmbereiches.

Das Bäuchlein wird zuerst mit Öl eingerieben.
Dabei spüren wir bereits, ob es weich ist oder verspannt, voll oder leer. Es gibt Bäuchlein, die sind ganz weich und geben unter der Hand nach, so dass ein guter Druck möglich ist. Andere aber sind hart und verspannt. Da ist Druck nicht angebracht, und es braucht Zeit – vielleicht mehrere Massagen – bis sich die Spannung löst. Wir achten auch auf Fülle oder Leere des Magens. Nach einer vollen Mahlzeit sollten wir das Massieren lieber sein lassen.

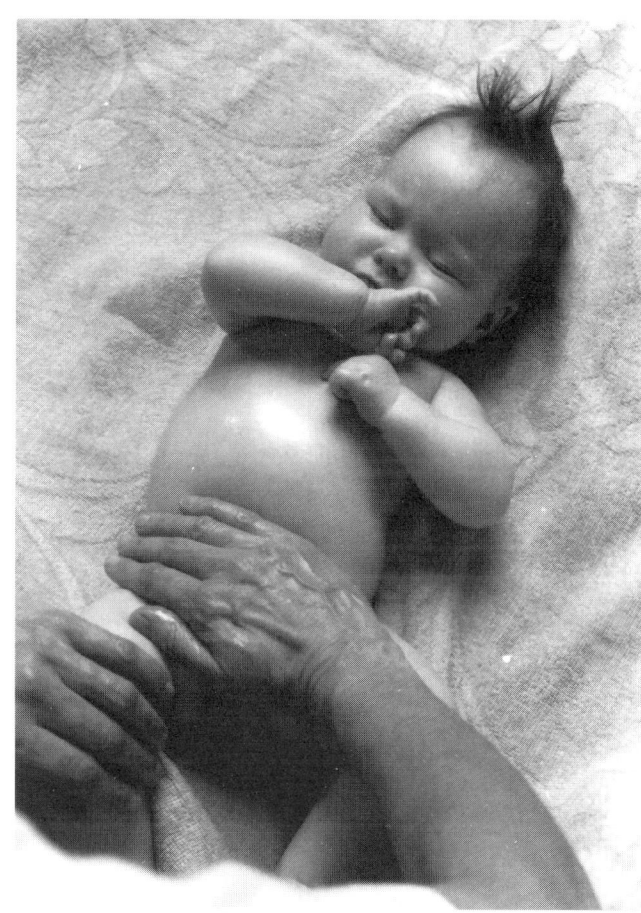

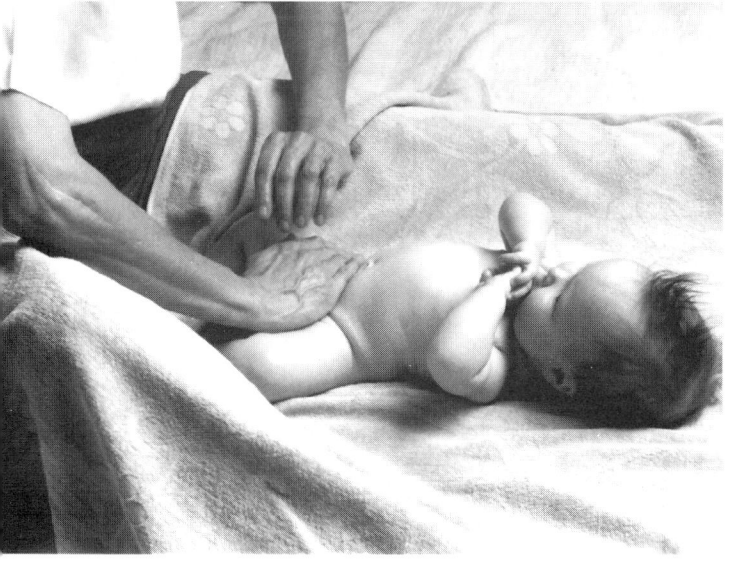

*Bauch-Mitte:*
Ich fahre einige Male abwechselnd mit der rechten, dann mit der linken Hand über den Bauch von der Magengrube bis hinunter zum Schambein, und zwar nur mit so viel Kraft, wie der Bauch zulässt.

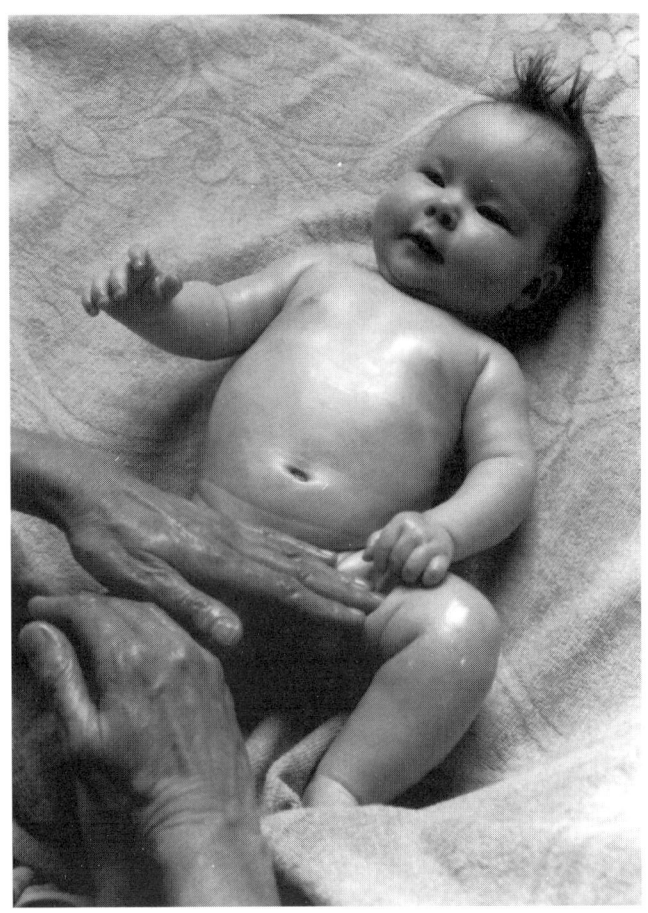

Wenn wir spüren, dass das Bäuchlein hart ist, versuchen wir es zuerst zu entspannen. Schaukeln kann helfen. Eine Hand schieben wir unter den Rücken und stützen das Kreuz, die andere fasst das Bäuchlein und bewegt es sanft hin und her oder macht eine feine Schüttelbewegung. Wenn wir durch leichtes Vibrieren und Schaukeln den Bauch entspannt haben, fahren wir mit der Bauchmassage weiter. Wenn wir nun bei den folgenden Griffen den Bauch leicht nach innen drücken, ist die Bauchdecke weich und gibt nach. Bei einem Kind, das sehr verspannt ist, gelingt dies vielleicht erst nach mehreren Behandlungen.

Dabei fahre ich mit der ganzen Handfläche nach unten und kippe die Hand langsam auf die äussere Kante.

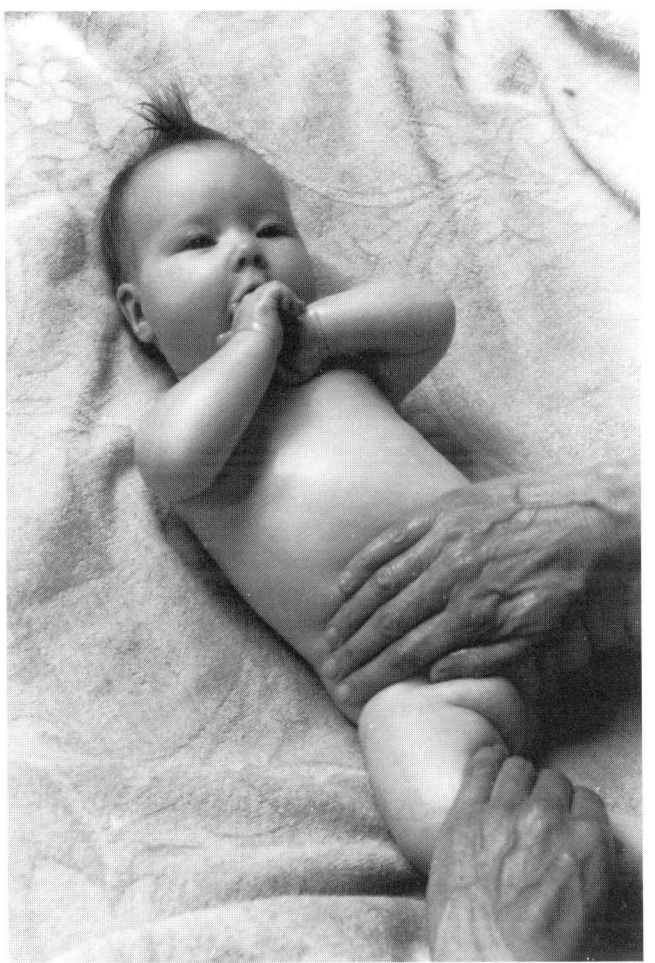 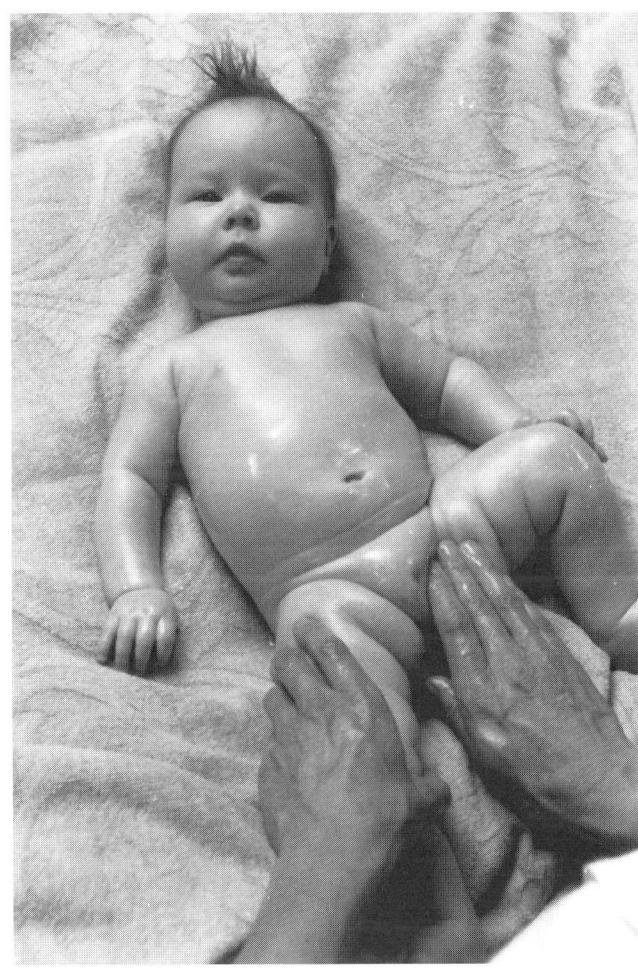

*Bauchausstreichen, Seiten und Leisten:*

Unsere rechte Hand fährt auf der rechten Seite des Kindes vom unteren Rippenrand her nach unten und dann über die Leiste bis zwischen die Beine und über die Geschlechtsteile. Das heisst, ich mache weder ein grosses Aufheben davon, noch klammere ich die Geschlechtsteile aus, als wären sie nicht da, oder als seien sie etwas Unberührbares.

Meine linke Hand wiederholt dasselbe auf der linken Seite des Bäuchleins. Abwechselnd wird dieser Griff links und rechts mehrmals wiederholt.

Bei Knaben können ohne weiteres Erektionen vorkommen, wenn wir ihren Bauch massieren oder die Leistengegend ausstreichen. Das ist eine normale Reaktion und kommt schon bei ganz kleinen Buben vor, wenn sie entspannt sind, warm haben und geniessen.

Viele Jahrhunderte lang wurde uns eingebläut, dass es am Körper »unanständige« Zonen gibt. Wir sind in dieser Hinsicht sehr befangen. Bekanntlich prägen wir die spätere Einstellung der Kinder zu Körper und Sexualität durch unser Verhalten – und zwar vor allem durch unsere unbewussten und verdrängten Gefühle, die wir in dieser Beziehung haben. Wir stellen dann eventuell überrascht fest, dass wir doch nicht so unbefangen sind, wie wir glaubten, und dass doch noch Zensuren vorhanden sind. Wir sollten daher in einer solchen Situation auf unsere eigenen Reaktionen achten. Die Gefühle, die auftauchen, wenn es um Sinnlichkeit geht, zeigen uns, welch grundsätzliche, eventuell unbewusste Einstellung wir haben.

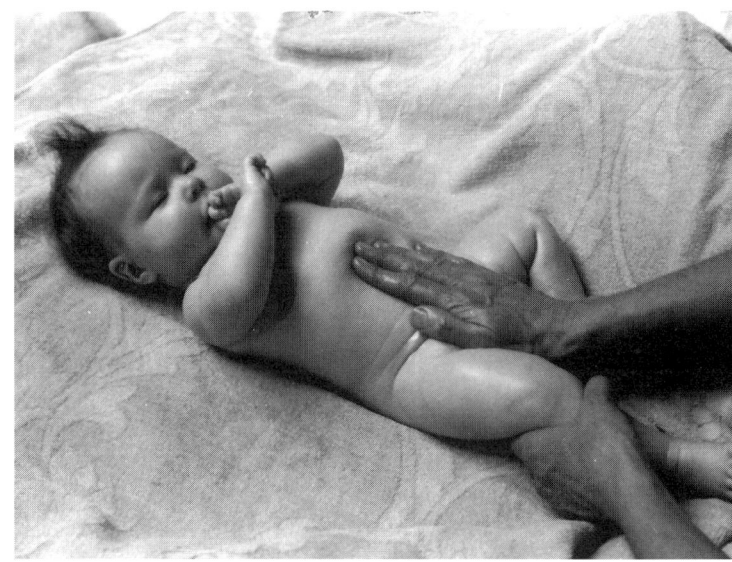

*Das Kreisen auf dem Bauch:*
Mit den Fingerkuppen meiner drei mittleren Finger beginne ich vom Bauchnabel her Kreise zu ziehen. Zuerst um den Bauchnabel herum, dann grösser werdend eine Spirale ziehend. Dabei gebe ich wiederum einen sanften Druck. Meine Fingerspitzen sind äusserst aufmerksam und lassen sich nichts entgehen. Das Bäuchlein sagt uns sehr viel über das Befinden des Kindes.

*Wichtig:* Dieses Kreisen soll im Uhrzeigersinn geschehen, damit wir die Bewegungen (Peristaltik) des Dickdarms unterstützen, das heisst in der gleichen Richtung, wie die Nahrung durch den Darm bewegt wird.

Viele Kinder lieben die Bauchmassage so sehr, dass sie sich unseren Händen förmlich entgegenstrecken und dabei allerhand Laute des Vergnügens von sich geben. Es kann jedoch auch sein, dass ein Kind weint, wenn es an Koliken erinnert wird (vgl. Kapitel: »Die innere Haltung«).

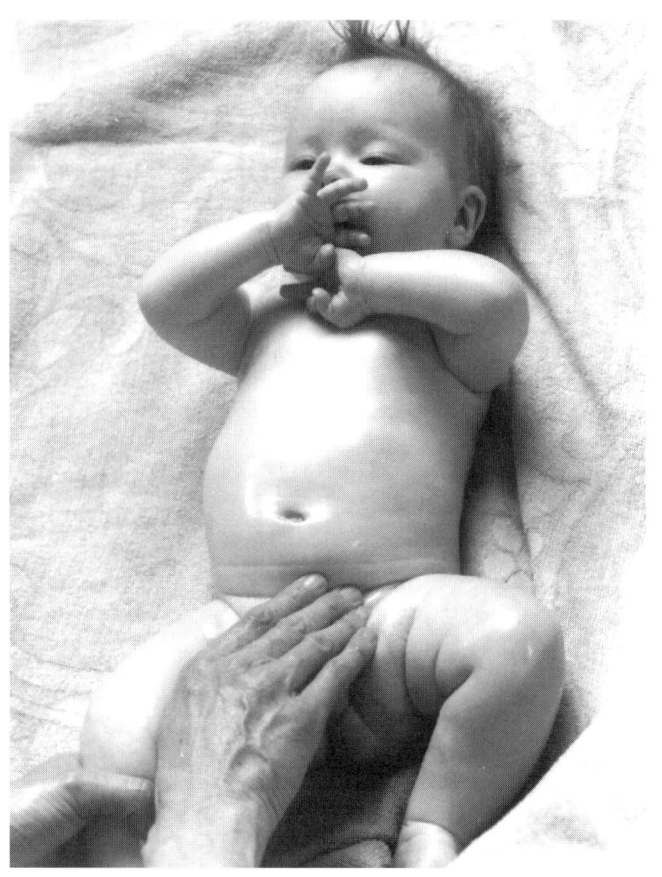

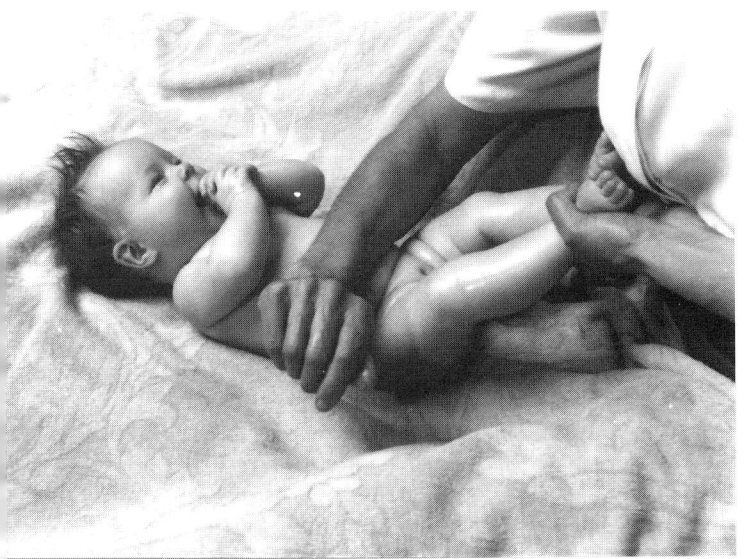

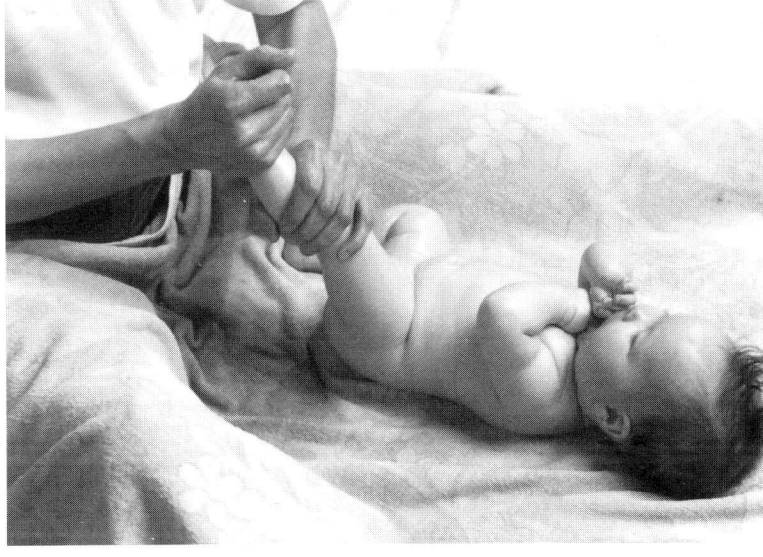

## 5. Die Beine

Bei den Beinen wird das gleiche Prinzip angewendet wie bei den Armen (siehe dort).

Eine Hand umfasst das Fussgelenk und hält das Bein senkrecht nach oben, die andere Hand massiert vom Oberschenkel kreisend und melkend zum Fussgelenk.

Wie bei den Armen wird auch das Bein ein- oder zweimal kräftig vom Fussgelenk nach oben ausgestrichen. So werden Schlacken und Abbaustoffe besser aus dem Gewebe wegtransportiert. Das Ausstreichen nach unten hingegen bewirkt eher ein Entlasten von energetischen Spannungen. Beides ist hilfreich.

*Nach unten streichen mit dem Unterarm*
Für diesen Griff halten wir mit einer Hand die Beine des Kindes senkrecht in die Höhe – das entspannt die Bauchdecke – und fahren mit dem ganzen anderen Unterarm zwei- bis dreimal über den Bauch nach unten bis zum Schambein. Auch darüber freuen sich viele Kinder!

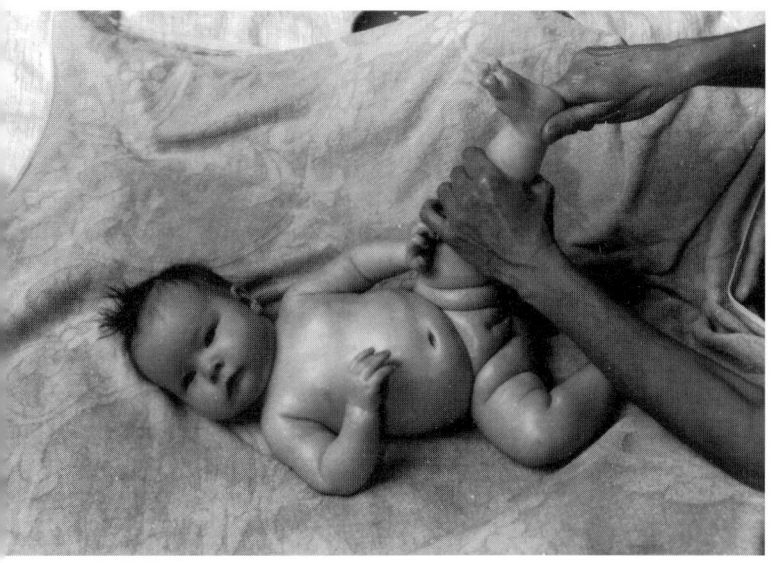 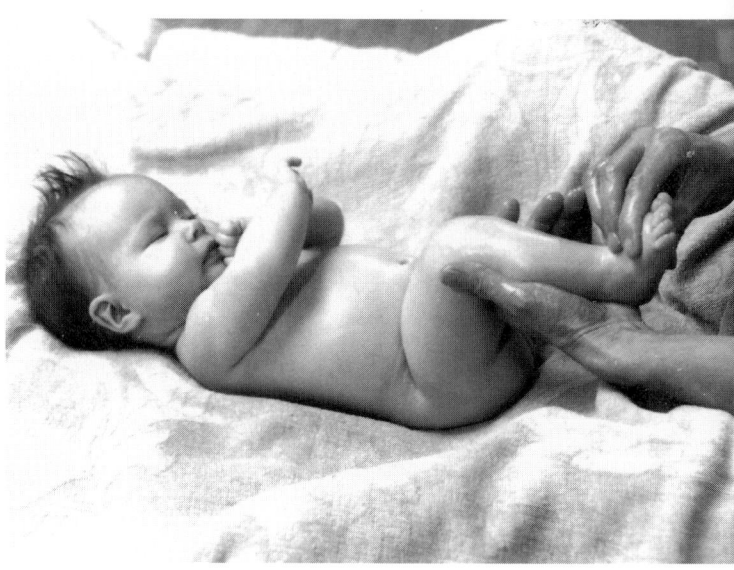

*Fuss*

Ich streiche mehrmals mit der Hand, den Konturen ganz fest anliegend, das Fussgelenk aus, damit der Übergang frei wird. So »verbinde« ich Bein und Fuss.

Für die Fussmassage halten wir das Beinchen an der Wade in die Höhe; die andere Hand arbeitet.

Mit dem Daumen wird auf der einen, mit den Fingerspitzen auf der anderen Seite rund um die Knöchel massiert.

*Rist*

Mit den Fingerkuppen der drei mittleren Finger kreise ich über die Pölsterchen des Fussrückens.

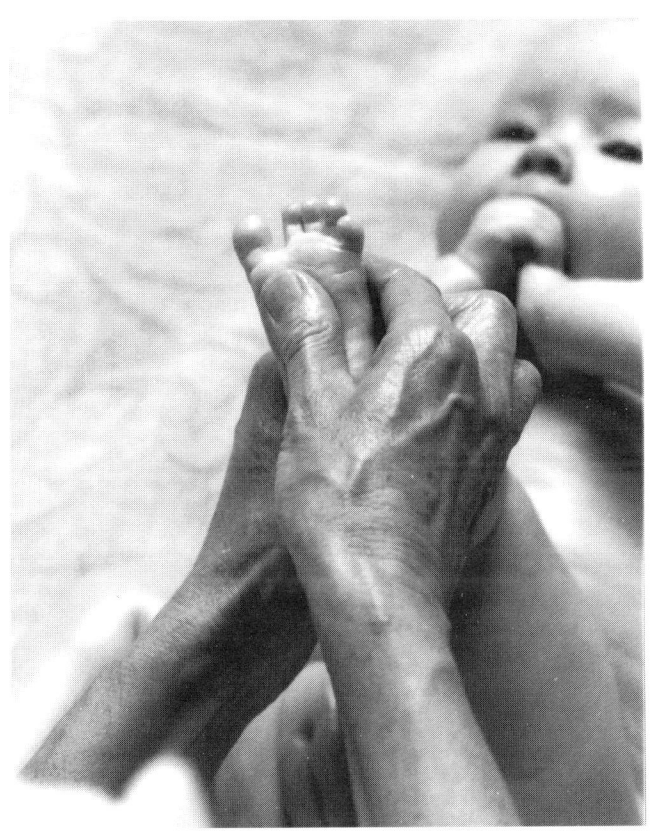

*Fussohle*

Der Daumen zieht Bahnen und kreist im Uhrzeiger-sinn über die ganze Sohle und darf ruhig einen guten Druck ausüben. Denken Sie ganz besonders bei den Füssen daran, dass zu feine Berührungen auf-regen oder kitzeln. Dieses Kreisen im Uhrzeigersinn auf der Fussohle hilft besonders gut bei Verstopfung.

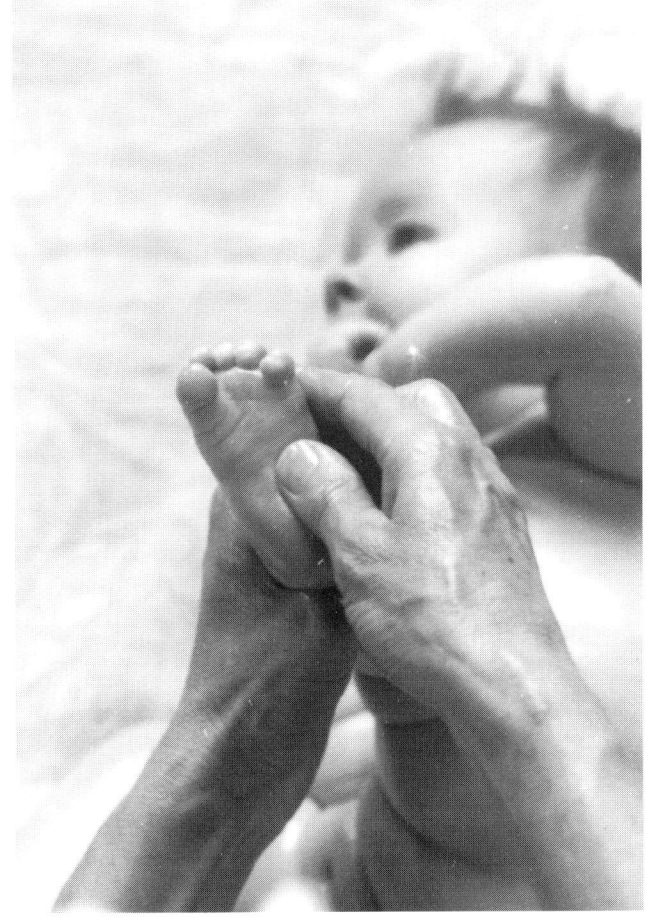

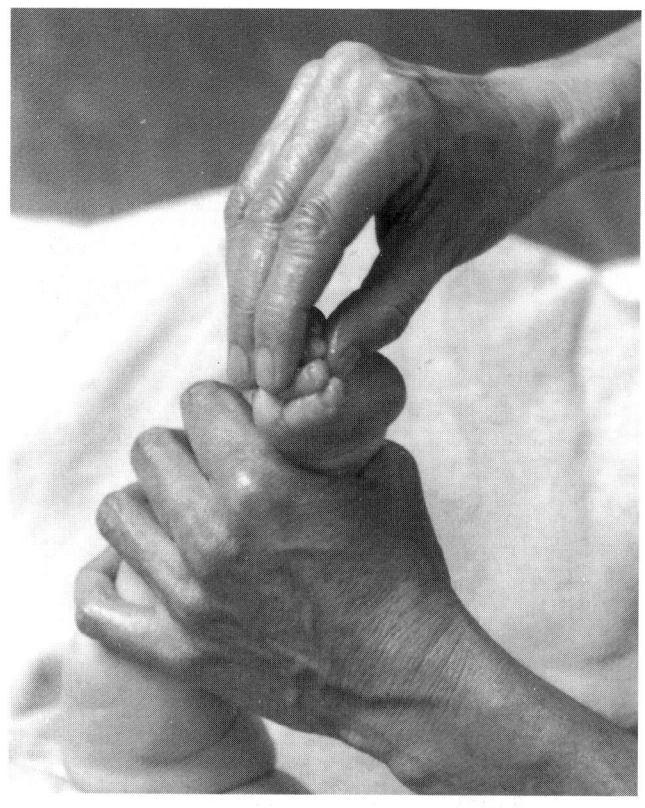

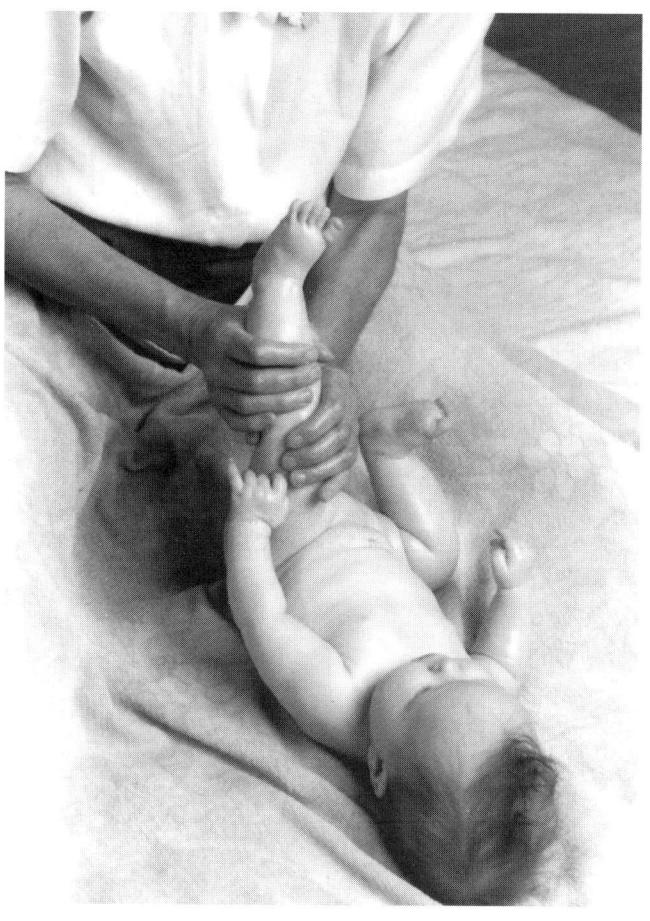

*Die Zehen*

Wir beginnen bei der kleinen Zehe. Der Daumen liegt an der unteren Seite, Zeigfinger und/oder Mittelfinger massieren die obere Seite. Dabei lassen wir uns nichts entgehen und spüren jedes kleine Gelenk, jede Wölbung.

*Abschluss der Beinmassage*

Wie beim Arm schliessen wir ab, indem nochmals das ganze Bein von oben nach unten ausgeknetet wird. Wir melken wie beim Arm mit beiden Händen gleichzeitig in gegengleicher Richtung.

Wenn beide Beine massiert sind, drehen wir das Kind auf den Bauch und legen es quer vor uns hin für die Rückenmassage. In dieser Lage lässt sich besser streichen und halten.

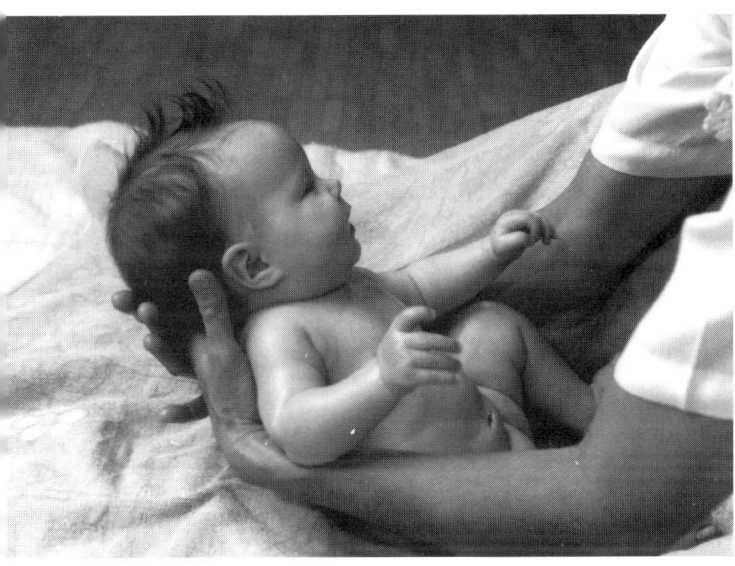

Ein kleiner Schwatz vor dem Umdrehen.

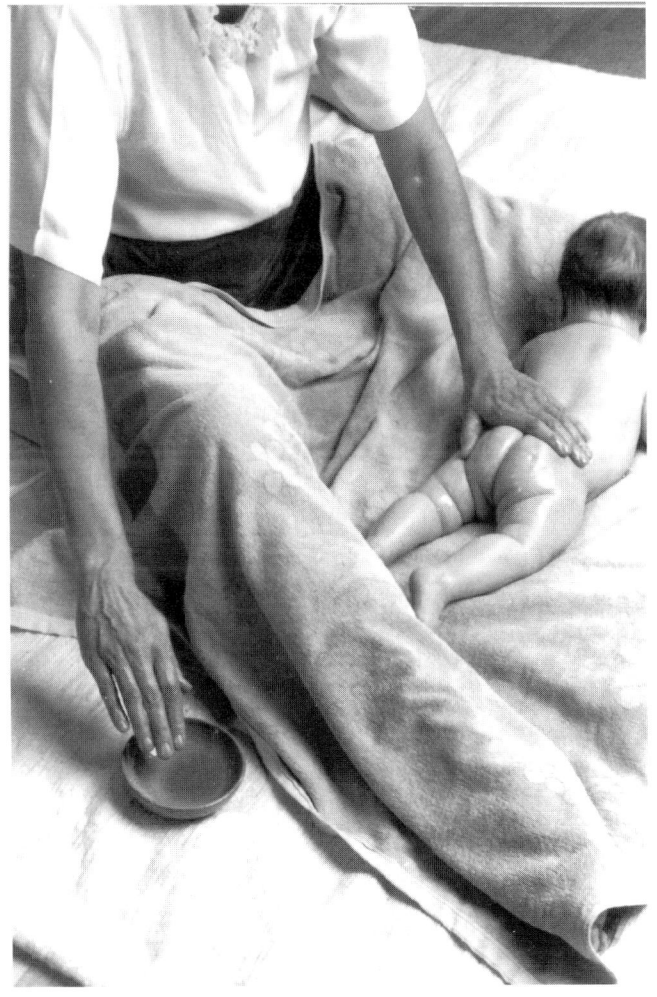

*6. Der Rücken*

Zuerst wird das Öl verteilt.

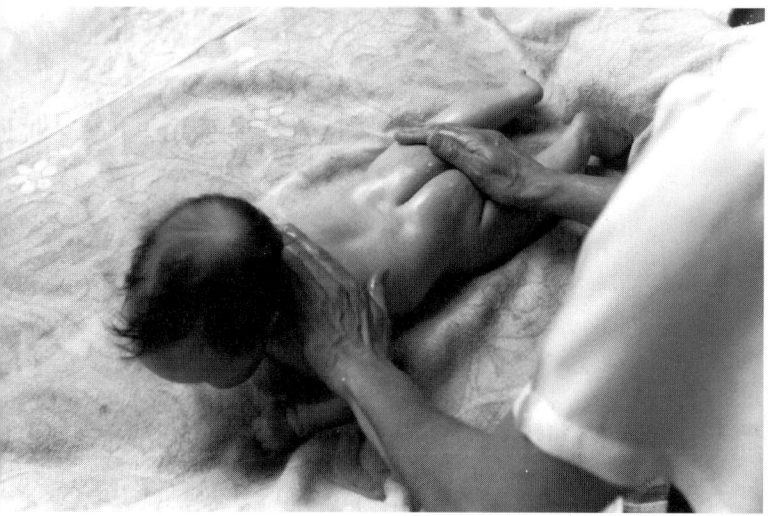

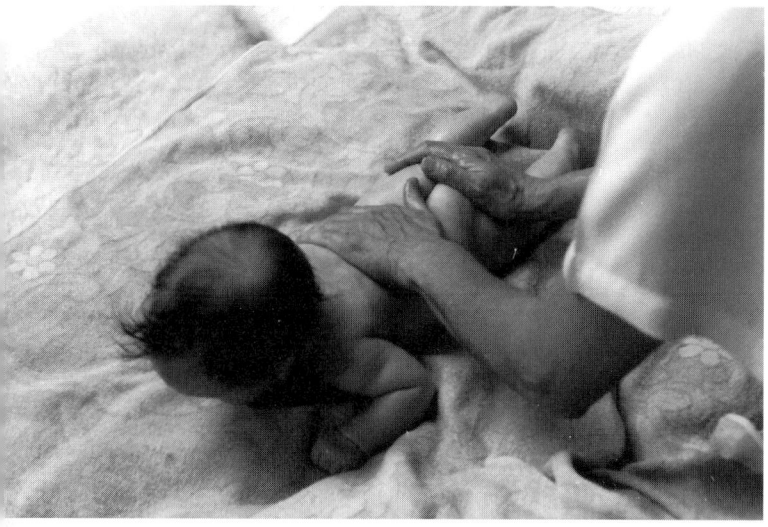

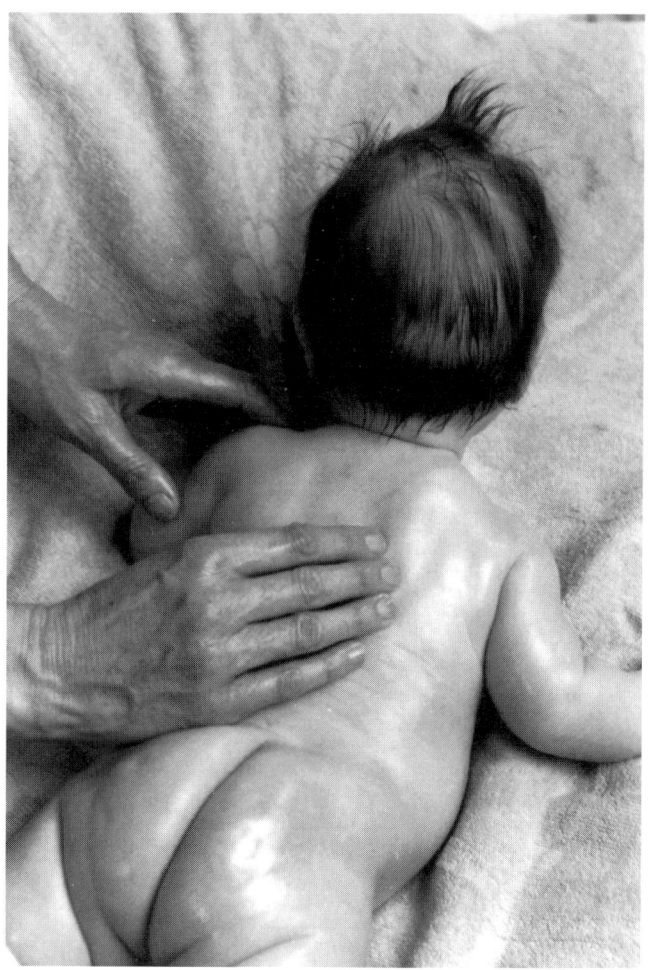

*Lösen der Muskeln*

Nach mehreren solchen Abwärtsstrichen wird die Rückenmuskulatur mehr im Detail behandelt.

Nun massieren wir nicht mehr mit der ganzen Hand, sondern mit den Fingerkuppen der drei mittleren Finger. Sie kreisen und lösen die Muskeln auf beiden Seiten neben der Wirbelsäule bis hinunter in die Grübchen neben dem Kreuz. Bitte immer noch darauf achten, dass beide Hände am Körper bleiben, auch wenn jetzt nur die eine Hand arbeitet. Ich lege die passive Hand zum Beispiel auf die Schulter.

*Abwärtsstreichen*

Eine Hand umfasst den Po, um Halt zu geben, die andere Hand streicht in langen, rhythmischen Bewegungen vom Nacken bis zum Gesäss. Der ganze Rücken wird so in langen Abwärtsstrichen bearbeitet, in Bahnen von einer Seite des Rückens bis zur anderen. Dabei schmiegt sich die Hand ganz den Konturen des Körpers an. Vergessen Sie nicht: Je aufmerksamer Sie alles beobachten und spüren, umso wirksamer ist Ihre Behandlung.

72

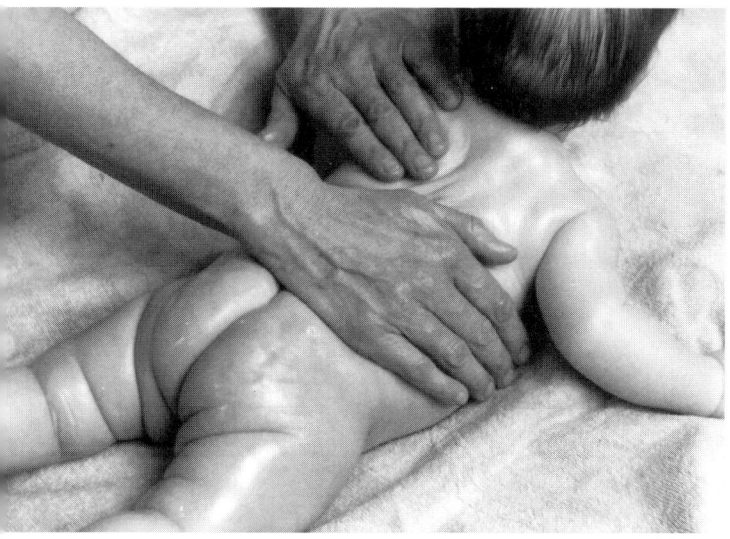

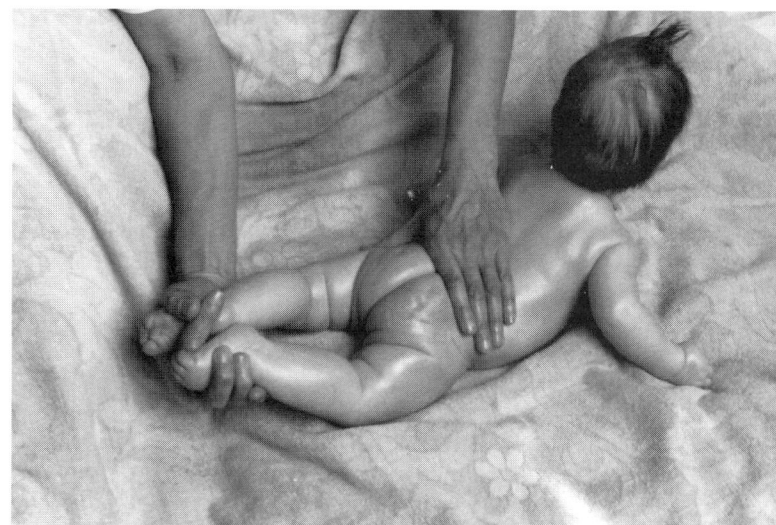

*Querstriche*

Die Querverbindungen: Hier wird von links nach rechts gestrichen und zwar gegengleich. Das heisst, eine Hand streicht von der rechten zur linken Seite, die andere gegengleich. Dabei darf sich die Haut ruhig eine wenig verschieben.

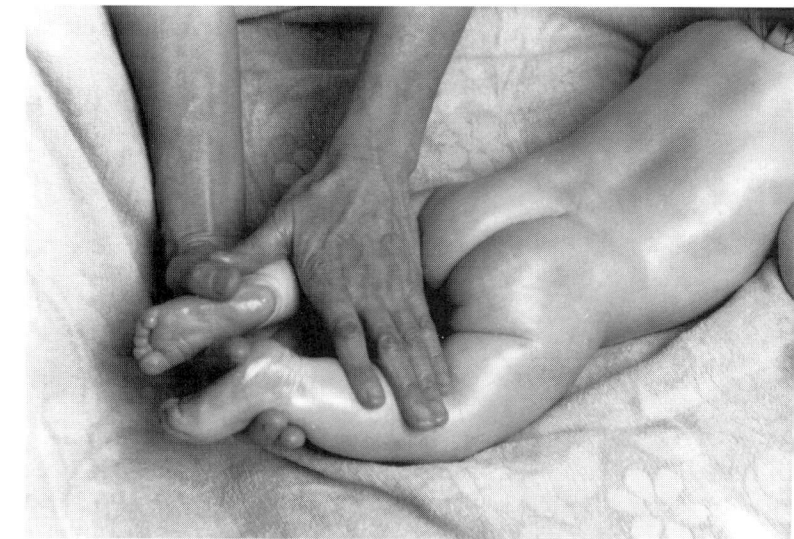

*Abschluss der Rückenmassage*

Als Abschluss streichen wir zwei- bis dreimal mit langen Bewegungen den ganzen Rücken aus. Von der Stirne her streiche ich über das Köpfchen nach hinten über die Schultern und nach unten über die Füsse hinaus. Man kann sich dabei vorstellen, dass so alle Verspannungen, die sich gelöst haben, herausgewischt werden. Danach drehen wir das Kind wieder gerade auf den Rücken, um noch das Gesicht zu massieren.

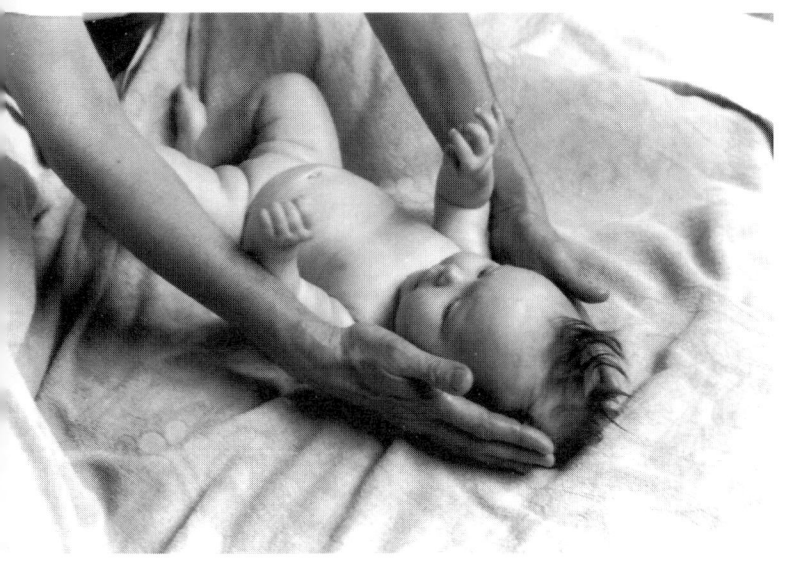

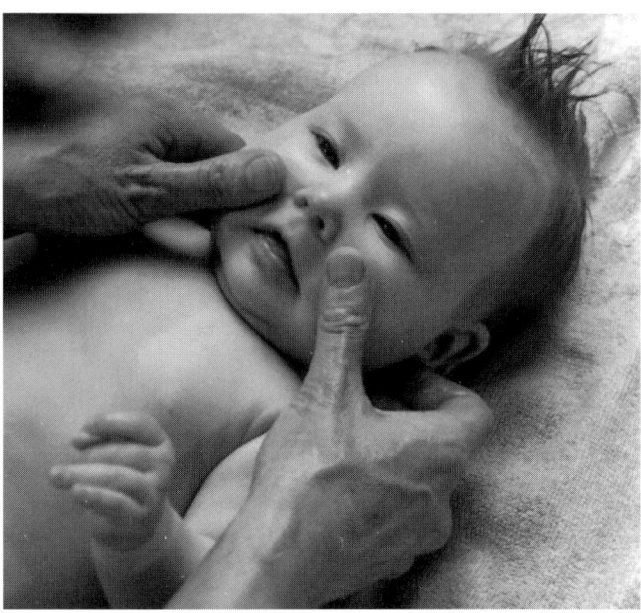

## 7. Das Gesicht

Nicht alle Kinder mögen es, wenn man sie am Gesicht berührt und massiert. Auch hier gilt wie überall: Kein Zwingen!

Wir streichen beidseitig über den Kopf, über den Scheitel und seitlich hinter die Ohren.

Dann wird die Stirne von der Mitte her mit beiden Daumen nach aussen gestrichen. Wir fangen oben beim Haaransatz an und ziehen eine Bahn um die andere bis zu den Augenbrauen, immer wieder in der Mitte der Stirne ansetzend. Das Streichen verläuft also nur von der Mitte nach aussen (an den Schläfen soll kein Druck ausgeübt werden), dann heben wir die Hände und setzen in der Mitte wieder neu an.
Wie schon bei der Brustmassage angeraten, werden bei sehr kleinen oder noch ängstlichen Babies an der Stirne die Daumen nacheinander zur Mitte zurückgebracht, damit der Kontakt nicht unterbrochen wird.

Von der Nasenwurzel fahren Daumen oder Fingerkuppen über Nase und Wangen. Über den Verlauf solcher Bahnen soll man sich keine allzu grossen Sorgen machen. Die Struktur der Knochen diktiert von selbst den richtigen Weg.

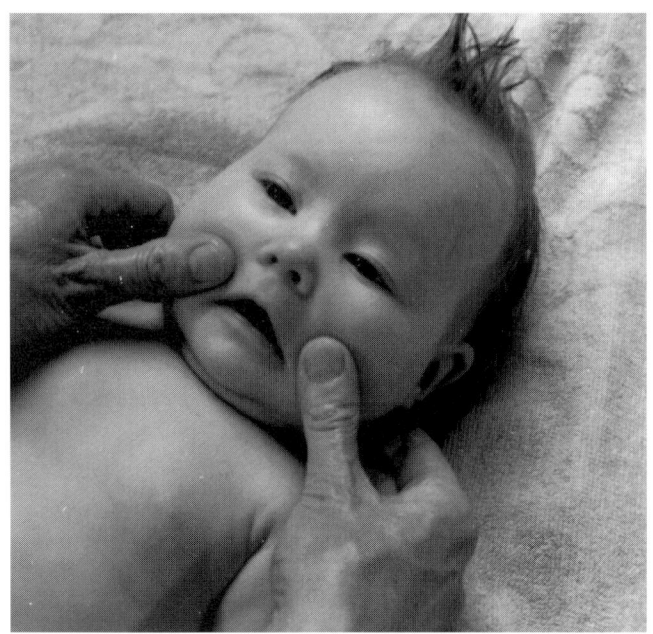

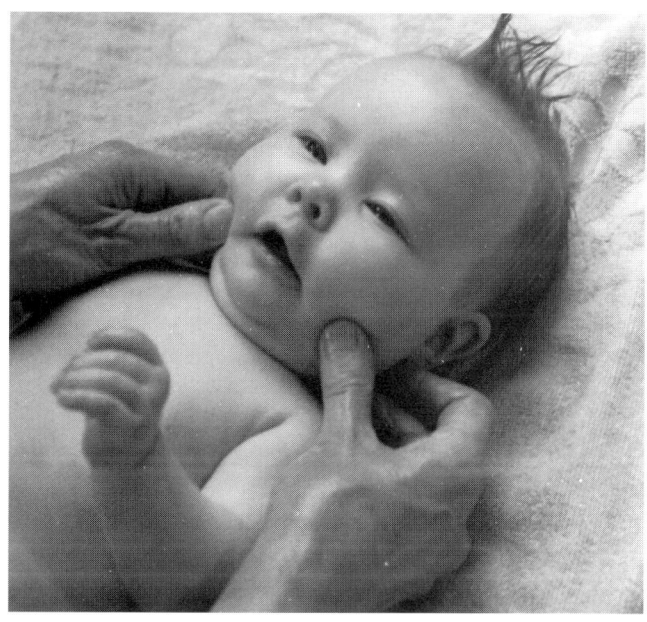

*Ober- und Unterlippe:*
Auch hier ziehen wir von der Mitte her Bahnen nach aussen, bis wir beim Kinn angelangt sind und von da zu den Ohren streichen.

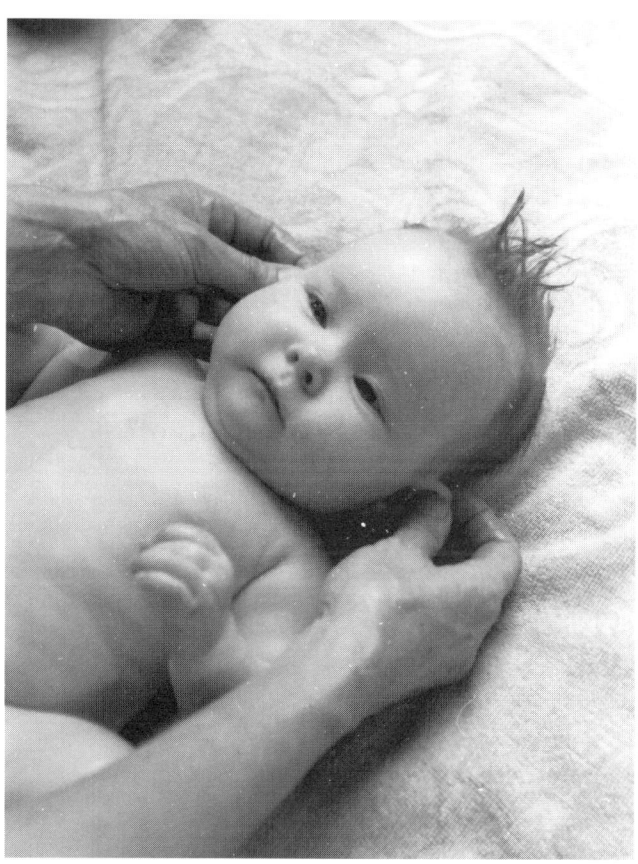

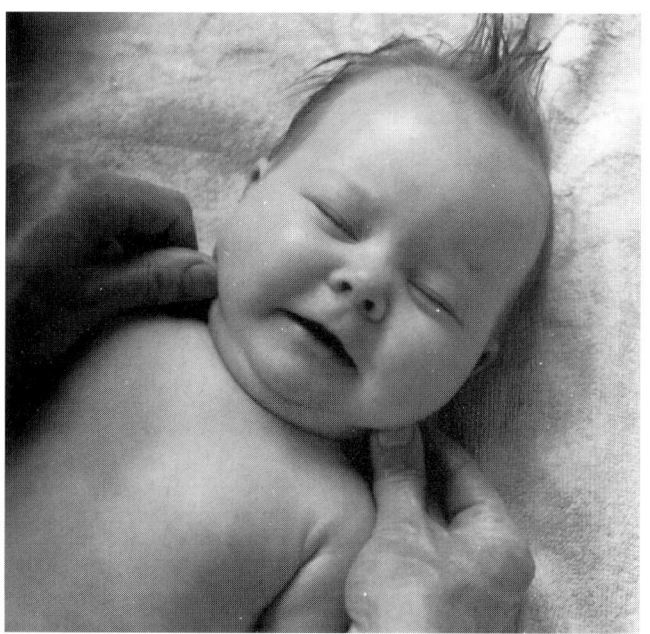

Ich massiere die Öhrchen, indem ich sie mit Daumen und Zeigefinger fasse, leicht knete und sanft daran ziehe. Probieren Sie das einmal bei Ihren eigenen Ohren – das tut gut!

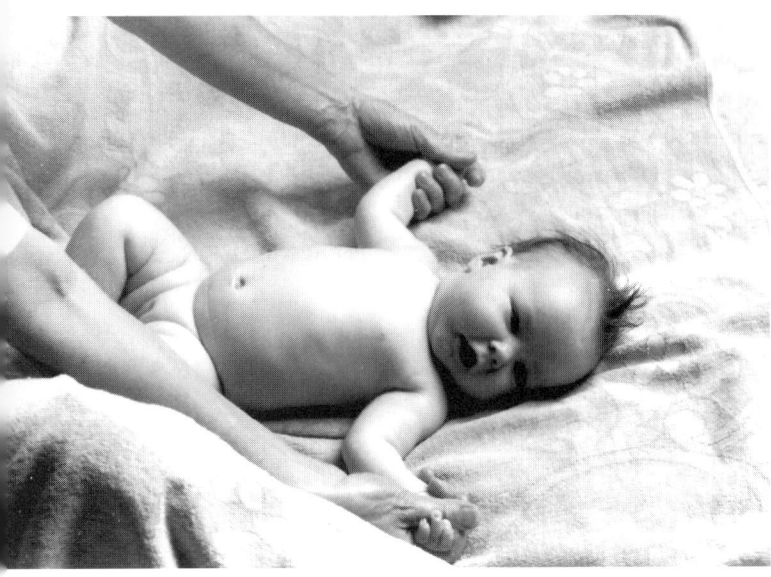

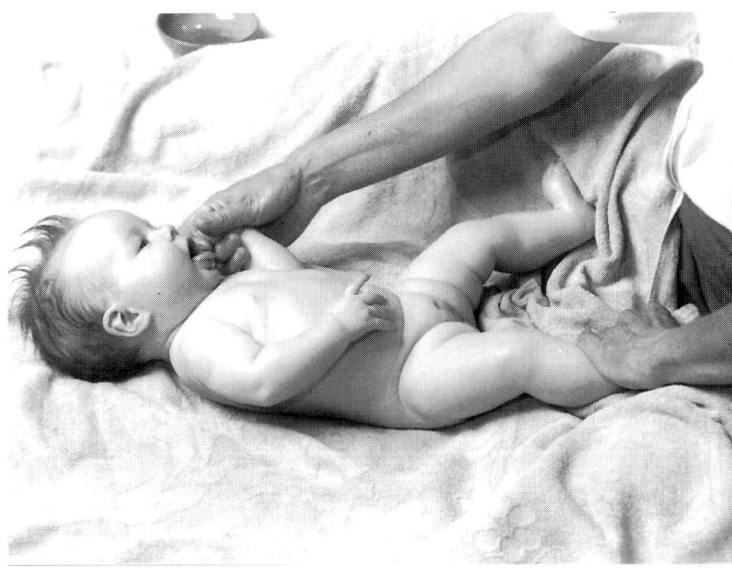

### 8. Die Gymnastik

Leboyer empfiehlt in seinem Buch für den Abschluss der Massage einige Gymnastikübungen. Jede der Übungen wird zwei- bis dreimal wiederholt.

*Beide Arme*

Dabei werden die Ärmchen weit geöffnet (sie sind nach der entspannenden Massage meist locker) und dann kreuzweise über dem Oberkörper verschränkt.

*Ein Arm, ein Bein*

Dann kommt der diagonale Zug: ein Bein und der gegenüberliegende Arm werden diagonal gestreckt und dann zur Körpermitte gezogen. Das bringt einige Kinder ganz schön zum Kichern.

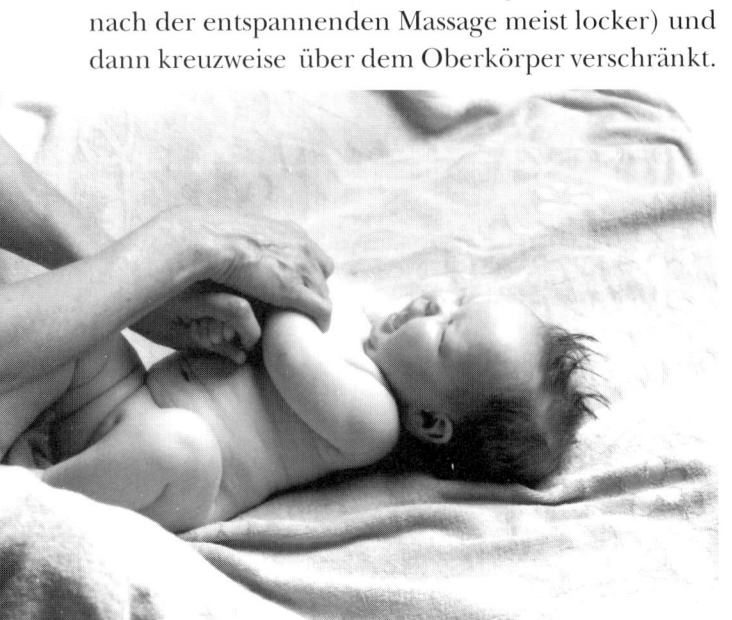

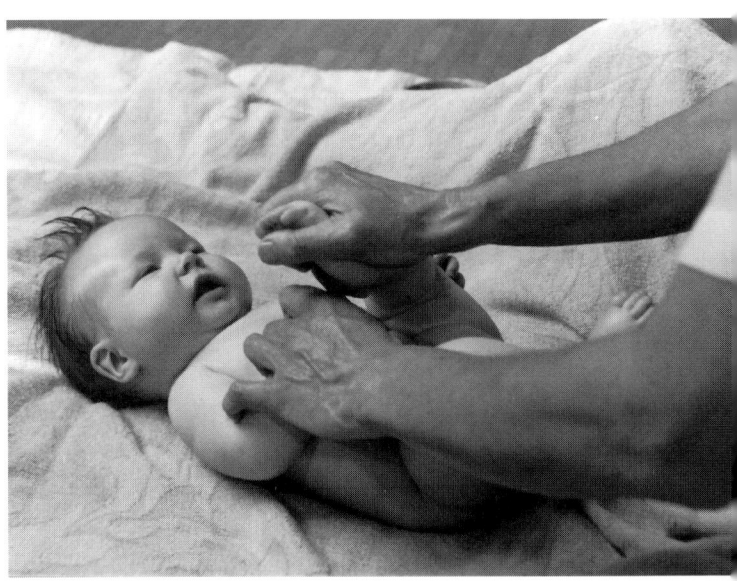

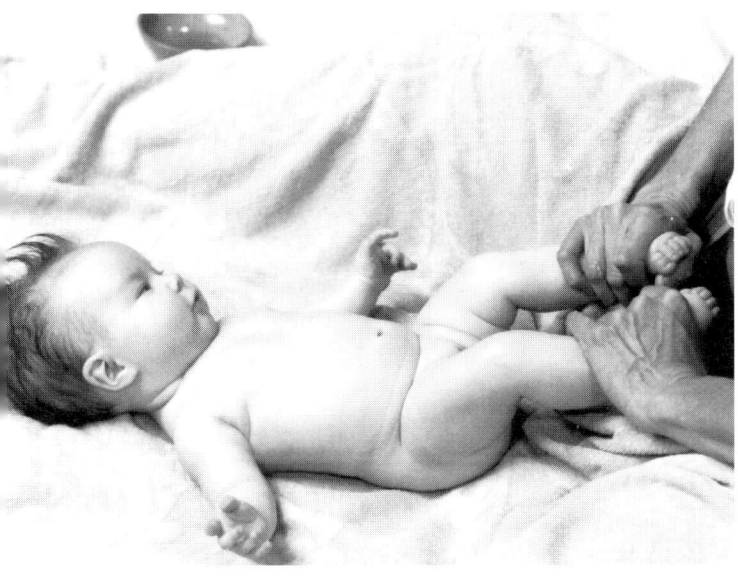

*Beide Beine*
Die Beine werden angewinkelt und über dem Bäuchlein zu einer Art Schneidersitz angezogen. Dies hat eine gute, dehnende Wirkung auf Kreuz und Rücken.

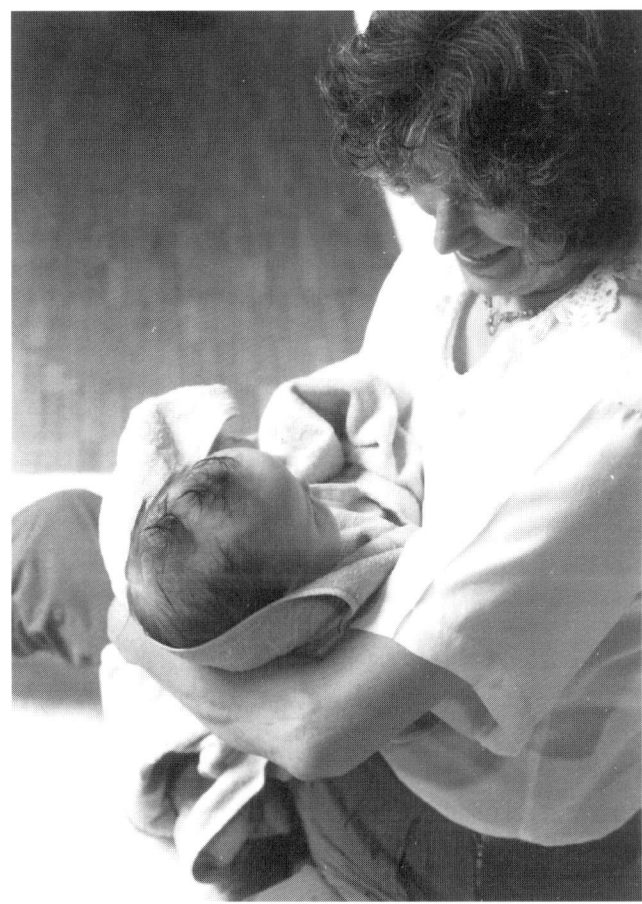

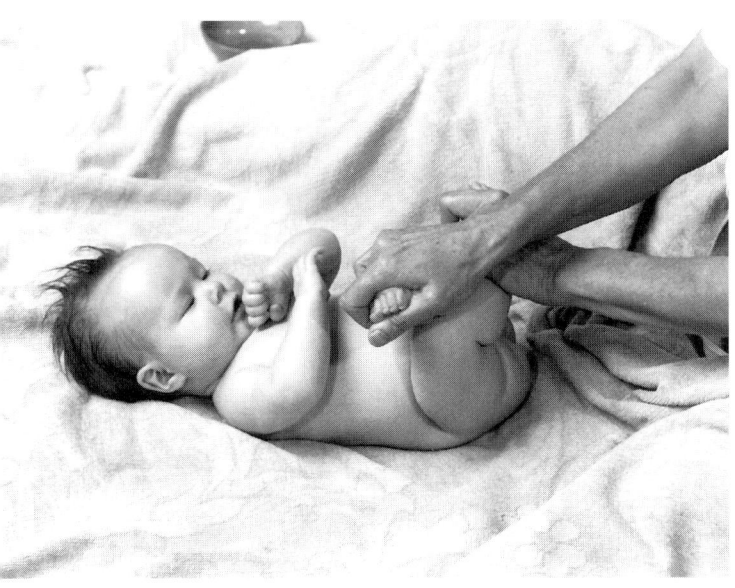

### 9. Abschluss

Nun ist die Behandlung fertig. Das Kind kann in ein Tuch eingepackt und geschaukelt werden. Leboyer empfiehlt nach der Massage ein Bad. Vielleicht möchte das Kind aber lieber schlafen, denn eine solche Behandlung kann sehr ermüden; oder es ist hungrig und wird zuerst gestillt.

Seien Sie nicht erstaunt, wenn es nachher tief und lange schläft.

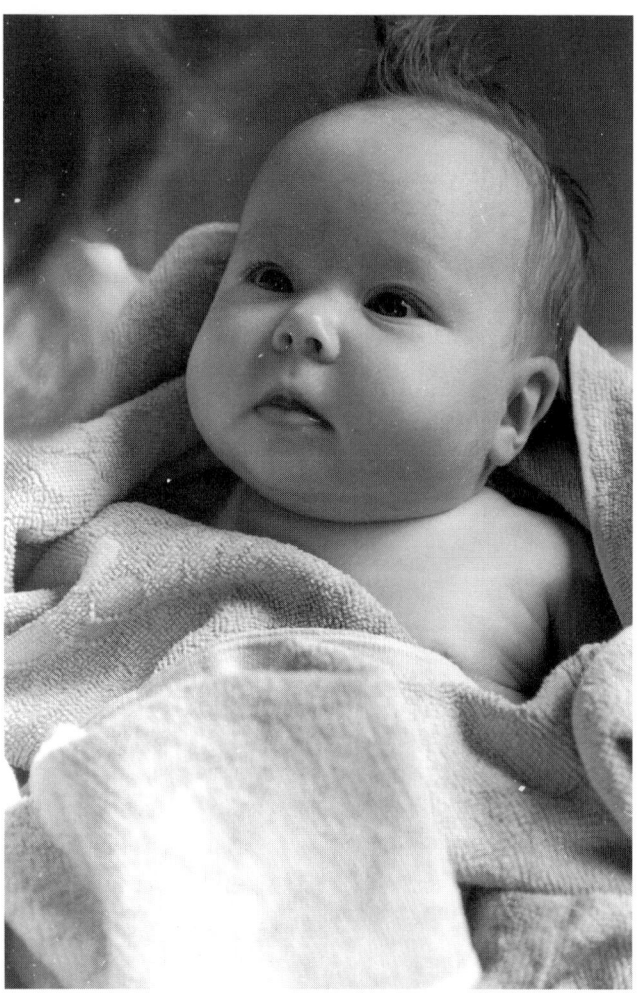

Der schönste Dank!

*Bitte nicht vergessen:*
Bitte denken Sie daran, dass es aus den verschiedensten Gründen nicht immer gelingt, eine ganze Massage zu geben. Man soll sich deshalb nicht entmutigen lassen, sondern flexibel sein. Anfangs bleibt es vielleicht bei einer kleinen Rücken- oder Fussmassage. Das heisst aber nicht, dass wir damit weniger tun. Was Freude macht, heilt, und auch mit einer Teilmassage wirken wir auf das Ganze. Auch »nur« eine kleine Fussmassage wird dem ganzen Menschen gut tun. Mit der Zeit wird sich die Behandlung von selbst ausdehnen.

*Einige Tips fürs Lernen:*
Zuerst mag es schwierig erscheinen, den Anweisungen zur Massage aus einem Buch zu folgen. Mit etwas Phantasie geht es jedoch gut. Ich habe bei Körperbehandlungen immer so gelernt, dass ich mir das Gelesene innerlich vorstellte – zuerst den einzelnen Griff, dann die ganze Folge. Dabei schloss ich die Augen und stellte mir das Kindlein (oder den Erwachsenen) vor und gab ihr oder ihm in der Vorstellung eine Behandlung. Unser Gehirn wird diese Imagination genau so registrieren wie eine tatsächlich ausgeführte Massage. Wenn wir dann in der realen Welt massieren, haben wir bereits geübt und finden den Einstieg sehr leicht.

Wir lernen am allerbesten, wenn wir uns selber hie und da mit einer Massage verwöhnen lassen! Bei jeder Behandlung, die wir uns gönnen, lernen wir dazu und werden sicherer im Geben. Massage-Kurse helfen, unser Wissen und Können weiter zu vertiefen. Diese Kurse dienen nicht nur dem Üben der Technik, sondern geben Gelegenheit zu Selbsterfahrung und Selbsterkenntnis. Wir entwickeln dadurch eine bewusstere und liebevollere Beziehung zum eigenen Körper und können eventuelle Berührungsängste abbauen. Ausserdem ist es unerlässlich, dass wir am eigenen Leibe erfahren, was wir bei anderen anwenden oder anderen weitergeben und empfehlen. Das gilt ganz besonders, wenn Sie in einer beruflichen Stellung sind, wo Sie Massage instruieren wollen, wie in der Mütterberatung oder in der Wöchnerinnenabteilung. [36]

*Es ist wichtig, am eigenen Körper zu erfahren, was wir bei anderen anwenden und weitergeben.*

Ich wünsche Ihnen viel Freude!

Im nächsten Kapitel werden verschiedene Pflanzen-Öle besprochen, welche sich für die Massage bei Babies eignen.

## Die verschiedenen Öle

Bei der Baby-Massage (bei der RISS-Methode nicht obligatorisch) wird Öl verwendet. Wir brauchen es, damit unsere Hände gut über die Haut gleiten und nicht unangenehm oder gar schmerzhaft reiben. Dazu steht uns eine grosse Auswahl von Ölen zur Verfügung. Wichtig ist, dass sie organischen Ursprungs sind. Produkte, das gilt auch für Cremes, welche mineralisches Öl enthalten, eignen sich nicht.

*Grundsätzlich gilt:*
*Wir sollten nur hochwertige, pflanzliche,*
*wenn möglich kaltgepresste Öle verwenden.*

Die von der Industrie angebotenen Massage-Öle enthalten unter Umständen anorganische Öle – aus nicht zur Ernährung bestimmtem Petroleum. Wir sollten beim Einkauf von allen Produkten die Inhaltsstoffe kritisch prüfen. Wenn die Etikette keine Angaben über Inhaltsstoffe zeigt, vermeide ich das Produkt, auch wenn es noch so fein riecht, und greife lieber zu einem ganz einfachen, natürlichen Öl wie dem Mandelöl, welches von der Haut gut aufgenommen und vertragen wird. So hat man Gewähr, dass darin keine künstlichen Parfums und andere Zusatzstoffe enthalten sind. Nur weil im Namen des Produktes das Wort »Baby« steht, bietet es keine Garantie für organischen Ursprung der Zutaten und für Qualität.

*Nachteile anorganischer Öle*
Mineralische Öle sind totes Material und werden von der Haut schlecht aufgenommen. Sie enthalten keine Nährstoffe, unterstützen die Funktionen der

36 Kursadressen am Schluss des Buches.

79

Haut nicht und greifen eventuell sogar negativ in den Vitaminstoffwechsel ein.

> »Die Vitamine A, D, E und K sind geneigt, sich in mineralischen Ölen, welche oft auf kleine Babies geschmiert werden, aufzulösen. Das Öl passiert durch die Haut ins Blut, bindet diese Vitamine, welche darauf mit dem Stuhl verlorengehen und verursacht auf diese Art Vitaminmängel.«[37]

### Das Aufbewahren natürlicher Öle

Pflanzliche Öle sollten gut verschlossen und in dunklen Flaschen aufbewahrt werden. Nach einiger Zeit werden sie ranzig und unbrauchbar. Es ist daher sinnvoll, eher kleine Mengen einzukaufen.

### Einfache pflanzliche Öle

Zum Massieren eignen sich, wie erwähnt, verschiedene pflanzliche Öle aus guter Bezugsquelle. Kaltgepresste Öle sind qualitativ besser und enthalten mehr ungesättigte Fettsäuren. Wir können z.B. ohne weiteres kaltgepresstes Sonnenblumen- oder Mandelöl verwenden. Sie werden rein oder als Basis zum Mischen verwendet. Von diesen beiden ist das Mandelöl wohl das beliebteste. Es ist mild, nicht kostspielig und überall erhältlich.

## Heilpflanzen-Öle

Das Wissen über die Wirkung von Heilpflanzen ist in der Schweiz verbreitet. In fast jedem Haushalt findet man mehrere Kräutlein, die bei Beschwerden als Tee, in Bädern oder als Wickel gebraucht werden. Auch für die Massage stehen uns Heilpflanzen zur Verfügung. Die Kräuter werden in Öl angesetzt. Solche Pflanzenöle sind in Drogerien und Apotheken erhältlich oder können für den Eigengebrauch selber angefertigt werden.[38] Ich möchte darauf hinweisen,

---

37 Aus: Adele Davis: Wir wollen gesunde Kinder
38 Susanne Fischer: Medizin der Erde, Hugendubel Verlag

dass Pflanzenöle nicht dasselbe sind wie ätherische Öle, die im nächsten Abschnitt besprochen werden. Pflanzenöle sind viel milder. Hier folgen einige, die sich zum regelmässigen Massieren oder für spezielle Behandlungen eignen.

### Melissenöl (Melissa officinalis L.)

Die Melisse wirkt bei Blähungen, ist beruhigend und erheiternd. Ein mildes Nervenberuhigungsmittel, schlaffördernd, herzstärkend.

### Johannisöl (Hypericum perforatum L.)

Das Johanniskraut blüht im Hochsommer und hat einen starken Bezug zur Sonne und zum Licht. Es wirkt energiespendend. Ich weiss von einer anthroposophischen Klinik, wo das Johannisöl für Kinder mit Kreislaufschwäche eingesetzt wird. Weiter wirkt es nervenstärkend, wundheilend und photosensibilisierend. Das heisst, der im Johanniskraut vorhandene Wirkstoff Hypericin verursacht eine Überempfindlichkeit der Haut gegen Licht. Eine erfahrene Hebamme erzählte mir, dass sie diese Eigenschaft ausnützen und das Öl bei der Gelbsucht von Neugeborenen anwenden. Das Kind wird mit dem Öl eingerieben und nachher möglichst wenig bekleidet bei einem Fenster ans Licht gelegt. Es versteht sich von selbst, dass dabei für genügend Wärme gesorgt wird. Hypericum-Öl sollte nie als Sonnenschutz verwendet werden, wie etwa am Strand oder in den Bergen. Es genügt unter Umständen schon ein diffuses Sonnenlicht, um Verbrennungen zu erzeugen.

### Kamillenöl (Matricaria chamomilla L.)

Die Kamille wirkt entkrampfend, schmerzlindernd, entzündungshemmend, wundheilend. Diese wunderbare Pflanze, die auch in der Schulmedizin Anerkennung findet, ist ein altes Hausmittel und hilft bei Darmbeschwerden, Koliken, Blähungen, Juckreiz. – Es kann selten einmal vorkommen, dass auf die Ka mille allergisch reagiert wird. Man soll daher zuerst an einer kleinen Stelle ausprobieren.

*Avocado-Öl*
Avocado-Öl enthält wertvolle Mineralstoffe und Vitamine (vor allem Vit. A), die von der Haut aufgenommen und dem Stoffwechsel zugeführt werden.

*Rosenöl (Oleum rosae L.)*
Die meisten Menschen lieben den Duft der Rose. Die Rose wirkt auf unsere Gefühle, stimmt froh, beruhigt und verhilft zu einem guten Schlaf. Ausserdem wirkt Rosenöl desinfizierend. Es eignet sich ganz allgemein für die Pflege, besonders als Hautpflegemittel. Es sollte verdünnt werden mit Avodaco-Öl oder Mandelöl. Auf 100 g Basisöl gibt man nur 5 Tropfen echtes Rosenöl.
Wichtig: Ich möchte darauf hinweisen, dass beim Kauf echtes Rosenöl verlangt wird (was sehr teuer ist). Sonst erhält man automatisch ein künstliches Produkt, welches allgemein als Rosenöl verkauft wird.

## Ätherische Öle

Bitte unterscheiden Sie zwischen Pflanzenöl und den ätherischen Ölen. Ätherische Öle sind, wie bereits erwähnt, nicht das gleiche wie die Infusionen von Heilpflanzen in einem Basisöl. Die ätherischen Öle sind die »Essenz« der Pflanze und sind daher starke Heilmittel. Sie sollten nicht einfach routinemässig, sondern nur gezielt und bewusst bei Beschwerden verwendet werden. Tisserand rät zum Beispiel in seinem Buch »Aromatherapie« vom Gebrauch ätherischer Öle bei Säuglingen und ganz kleinen Kindern ab. Das ist verständlich, denn diese Essenzen enthalten die Wirkkraft der Pflanze in höchster Konzentration.

Nicht nur chemische, auch pflanzliche Substanzen sind bei hoher Dosis und unvernünftigem Gebrauch schädlich!
Für Erwachsene und grössere Kinder finden die Essenzen immer mehr Verwendung: in Massage-Ölen, Bädern und Duftlampen. Einige Beispiele wurden im Kapitel Geburt aufgeführt. Die Duftstoffe wirken über die Atmung und den Geruchsinn. Sie werden von der Haut resorbiert und über die Lungen wieder ausgeschieden. Die Essenzen sollten nicht gewohnheitsmässig und gedankenlos in hoher Dosierung eingesetzt werden. Ihre Kraft ist so gross, dass bei bestimmten Pflanzen schon ein Tropfen starke Wirkung zeigt, wobei die Rose die kleinste Toxizität aufweist (sie ist am wenigsten giftig). Ätherische Öle eignen sich bei grösseren Kindern und Erwachsenen als Unterstützung bei Problemen wie Schlafstörungen, Unruhe, Müdigkeit, Verspannung usw. Sie bringen uns mit ihrem Duft viel Freude ins Haus und reinigen die Atmosphäre.
Wie beim Kauf der Öle ist auch hier die Bezugsquelle von Bedeutung. Es lohnt sich nicht, Kompromisse einzugehen, sondern man muss auf bester biologischer Qualität bestehen. Künstliche Düfte kommen für Heilzwecke nicht in Frage. Zur Prüfung eines ätherischen Öles gibt man einen Tropfen auf ein Papier. Im Gegensatz zu anderen Ölen hinterlässt ein echtes ätherisches Öl keine Flecken auf dem Papier.

## Einfache, ergänzende Massnahmen

*Die Heilkraft des Wassers*
Das Element Wasser eignet sich gut zur Abrundung oder Ergänzung der Massagen. Wasser ist eines unserer ältesten Heilmittel. Es entspannt, belebt und reinigt – und zwar nicht nur von Schmutz, sondern es schwemmt auch elektrische Spannungen aus unse-

rem System. Wasseranwendungen stärken das Immunsystem. Im Wasser wird ausserdem die Schwerkraft weitgehend überwunden, was unseren Organismus entlastet. Die meisten Neugeborenen fühlen sich gut im Wasser, denn es ist ja das Element, aus dem sie gerade geboren wurden. Leboyer empfiehlt, die Baby-Massage mit einem Bad zu beenden, damit sich noch die letzten Verspannungen lösen und weggewaschen werden.

Tjarkowsky, der russische Forscher, hat mit seinen Wasseranwendungen grosse Erfolge bei kranken Kindern und Säuglingen. Er entdeckte die Methode für seine schwerkranke Tochter, die von den Ärzten aufgegeben wurde. Er entschloss sich, das Baby gegen den Rat des Arztes nach Hause zu nehmen und selber einen Rettungsversuch zu machen. Er legte es ins Wasser – und zwar stundenlang – und es überlebte und gedieh. Er entdeckte, dass im schwerelosen Zustand der Bedarf an Energie für die Körperfunktionen stark absinkt und schreibt:

>Ein weiterer Effekt des Wassers, der die Entwicklung des Fötus begünstigt, ist der, dass der Organismus, wenn er nicht der Schwerkraft ausgesetzt ist, 60 - 70% weniger Sauerstoff braucht. Ein viel geringerer Teil des verfügbaren Sauerstoffes wird für die Aufrechterhaltung der Körperfunktionen verbraucht.<[40]

Die meisten von uns kennen die wohltuende Wirkung eines Bades. Ganz sicher lohnt es sich, auszuprobieren, wie sich ein Baby im Wasser fühlt und es über längere Zeit in einem warmen Bade zu halten, wenn es sich dabei beruhigt. Auch ein kleines Fussbad kann schon erstaunliche Wirkungen zeigen.[41]

40 Erik Sidenbladh: Wasserbabies. Geburt und Entwicklung in unserem Urelement, Synthesis Verlag
41 Judith Egli, Julia Emmenegger (Mütterberaterinnen): Förderung der Eigenheilkräfte, Eigenverlag
Maya Thüler: Wohltuende Wickel, Eigenverlag Thüler, CH-3076 Worb

*Die Haut – wichtiges Entgiftungsorgan*

Unsere Haut leistet bei der Entgiftung des Körpers einen wichtigen Beitrag. Oft riechen wir Störungen beim kranken Mitmenschen an seiner Ausdünstung. Mütter merken am veränderten Körpergeruch ihrer Babies, wenn ein neuer Zahn Probleme macht oder dass »etwas« im Anzug ist. Frau Breindl, die bekannte Hildegard-Medizin-Expertin, erzählte mir, dass jede Kinderkrankheit einen spezifischen Geruch hat und bei der Diagnose helfen kann. Sie lernte diese Tatsache beim ehemals berühmten Professor Sauerbruch, bei dem sie als junge Schwester arbeitete. Er soll bei neugeborenen Kindern sofort an deren Geruch und Gesichtsausdruck erkannt haben, ob die Eltern Alkoholiker waren. Er soll jeweils zu seinem Team gesagt haben: »Riechen Sie das denn nicht? Das kann man doch riechen.«

Die Entgiftung des Körpers über die Haut spielt für die Gesundheit eine grosse Rolle. Da der Organismus durch Umweltbelastungen und andere Faktoren, wie denaturierte Nahrungsmittel mit künstlichen Zusätzen, heute viel schwerer belastet ist, braucht die Haut besondere Beachtung. Damit sie ihre wichtige Entgiftungsfunktion erfüllen kann, sollte sie gut durchblutet sein, und ihr pH-Wert muss stimmen.

Die schrecklichen modernen Badezusätze lasse man lieber bleiben. Ein Baby braucht keine Parfums, schon gar nicht künstlich hergestellte. Die reine Haut des Säuglings hat auch keine Duschgels und einen Haufen Seife nötig. Diese Dinge hindern die Hautfunktionen eher, als dass sie einen Nutzen haben und greifen unter Umständen das Säure-Basen-Gleichgewicht der Haut an. Die Schwierigkeit für Eltern besteht heute nicht darin, Notwendiges für den Säugling zu beschaffen, sondern, das Richtige zu wählen und sich abzugrenzen gegen ein Überangebot industrieller, völlig unnötiger Produkte. Je einfacher wir bleiben, desto besser. Weglassen ist praktisch immer die bessere Wahl, mögen die Werbungen auch noch so überzeugend argumentieren.

Ein einfaches Mittel, die Entgiftungsfunktion der Haut zu unterstützen, ist die Erhaltung des Säureschutzmantels durch Zugabe von ein wenig Essig ins Wasch- oder Badewasser – vor allem bei Babies schwerer Raucherinnen oder Drogenabhängiger und bei Behandlungen mit starken Medikamenten.

*Einen Esslöffel Essig pro Kinderbad oder Waschung*
*ins Wasser geben für den Säureschutzmantel*
*der Haut und zur Unterstützung der Entgiftung.*

Die Ausdünstung und Atmung der Haut werden durch Kunststoffwindeln und Kunststoffbekleidung behindert. Liegt ein Säugling lange in den nassen Windeln, so resorbiert seine Haut einen Teil der von den Nieren mit viel Aufwand ausgeschiedenen Giftstoffe. Es ist also wichtig, dass vor allem kranke Kinder und Babies auf Entzug viel gewechselt und jedesmal mit Wasser abgewaschen werden. Die etwas bequemeren Feuchttüchlein zum Reinigen enthalten oft Alkohol, der für die Haut ungünstig ist und resorbiert wird.

*Kunststoffwindeln und Kunststoffbekleidung*
*behindern die Stoffwechselfunktion der Haut.*

Das folgende Kapitel bespricht Behandlungsmethoden für kranke und frühgeborene Säuglinge.

# III. Praktischer Teil 3

## Möglichkeiten sanfter, taktiler Stimulierung beim kranken oder sehr kleinen Baby

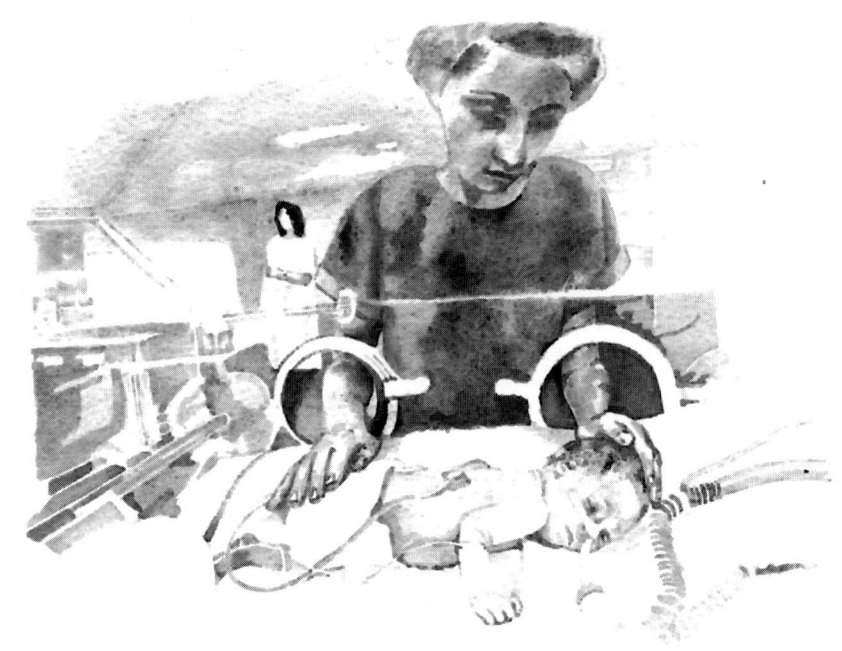

## Zu früh geboren, zu klein, zu krank

Frühgeborene und schwerkranke Kinder brauchen unsere Zuwendung ganz besonders. Doch gerade sie kommen oft zu kurz, weil sie isoliert werden und wahrscheinlich auch, weil Unsicherheit besteht, wieviel »handling« solche Babies verkraften.

Inspiriert von Leboyer und Odent haben sich unsere Gebärabteilungen in der Schweiz innerhalb von zehn, fünfzehn Jahren total verwandelt. Eltern sind gut informiert und wissen ziemlich genau, was sie wollen. Mütter mit Termingeburten erwarten, dass sie sich selber um das Baby kümmern und dass es bei ihnen im Zimmer ist, so oft sie wollen. Für eine Mutter mit einem zu früh geborenen oder kranken Baby ist die Situation nicht so klar. Es besteht Unsicherheit: Was darf sie, was darf sie nicht? Die High-Tech-Atmosphäre in der Intensivstation ist ungewohnt und beängstigend. Die meisten von uns brauchen von Arzt und Pflegepersonal einige Ermutigung, bis wir uns in einer solchen Umgebung frei bewegen. Doch es ist möglich. Es gibt Kliniken, welche die Mutter-Kind-Beziehung auch in der Frühgeburten-Abteilung in den Vordergrund stellen. Ein Videofilm des Academic Centre in Amsterdam, wo Mütter die Pflege ihrer Frühchen selber übernehmen, illustriert das gut.[41] Das Frauenspital Bern (Schweiz) wendet nicht nur die Baby-Massage und seit 1989 die Känguruh-Methode mit Erfolg an, sondern bietet darüber hinaus eine ganze Anzahl von komplementären Pflege- und Behandlungsmethoden an. Auf Wunsch der Patientinnen stehen unter anderem Reflexzonen-Massage, Bach-Blüten oder Meridian-Therapie zur Verfügung.[42]

Ich möchte Eltern ermutigen, dass sie sich nicht von der ungewohnten Umgebung in der Intensiv-Station davon abhalten lassen, sich möglichst viel selber um ihr Kind zu kümmern. Bitten Sie darum, dass man sie einbezieht und Sie über alles, was Ihr Baby betrifft, informiert. Bitten Sie darum, dass man Ihnen zeigt, wie das Baby gepflegt, gewaschen, gefüttert wird. Auf den folgenden Seiten finden Sie Beispiele, wie Sie ihrem Kind viel Körperkontakt schenken können. Vertrauen Sie auf die starken Gefühle, die Sie haben: auf Ihre Sehnsucht und den Wunsch, es zu berühren, zu tragen, zu streicheln. Lassen Sie sich nicht durch die ungewohnte Situation in der Intensivstation von diesen Handlungen und Interaktionen mit Ihrem Baby abhalten. Sie geben damit Ihrem Kind die beste Chance zu gedeihen.

Bevor ich die verschiedenen Techniken für frühgeborene und kranke Säuglinge vorstelle, zuerst noch

einige Gedanken zum Thema Kontraindikationen. Gerne möchte ich hier einige Ängste und Bedenken zerstreuen. Wir scheinen, was Berührung anbetrifft, zum Teil recht irrationale Ängste und Widerstände zu haben. Es ist jedoch sehr schade, wenn wir mit liebevoller Berührung zurückhaltend sind, aus Angst, wir könnten schaden. Es lohnt sich, diese Frage kurz zu betrachten, damit Sie sich sicherer fühlen, wenn Sie ein frühgeborenes oder krankes Kind behandeln wollen.

## Kontraindikationen

### Gesunde Kinder

Bei gesunden Kindern gibt es für die in diesem Buch beschriebenen Körper-Behandlungen keine Kontraindikationen. Wir massieren allerdings nicht nach einer vollen Mahlzeit oder wenn das Kind sehr müde ist und lieber schlafen möchte. Es ist selbstverständlich, dass wir nie eine Behandlung erzwingen, weder beim Kind noch von unserer Seite her, wenn wir nicht in der richtigen Gemüts-Verfassung sind.

### Kranke und frühgeborene Kinder

Die Frage, ob ein sehr kleines oder schwerkrankes Baby behandelt werden soll, ist nicht leicht zu beantworten. Mir ist in der Literatur bis jetzt wenig über dieses Thema begegnet. Wahrscheinlich wagt es auch niemand, darüber Regeln aufzustellen, wohl wissend, dass es auf diese Frage keine allgemeingültigen Rezepte geben kann.

Wir werden jeden Fall einzeln und in Krisensituationen ständig neu beurteilen müssen. Es ist nicht leicht, abzuschätzen, wieviel »handling« ein Risiko-Baby verträgt. Deshalb sind gerade diese Kinder im Nachteil, was liebevolles Berühren anbelangt, weil wir zurückhaltend sind, aus Angst, wir könnten ihnen schaden.

41 The Kangaroo Care Method for Premature Babies, Videofilm by Civic Care Centre, Amsterdam
42 So warm wie im Känguruh-Beutel, Artikel in: Krankenpflege 8/93, S. Hamm, L. Stoffel

Das müsste nicht sein. Wie kritisch die Lage auch ist, ein Säugling muss nie auf liebevolle und heilende Berührung verzichten, denn wir haben immer eine Möglichkeit zu helfen. Dazu gibt es die verschiedenen Techniken – je kritischer der Zustand, je feiner und sanfter wird die Behandlung sein. Auf keinen Fall muss das Kind in dieser schwierigen Zeit auf liebevolle und zärtliche Berührung verzichten. Wir wählen – vom Zustand des Kindes geleitet und nach Absprache mit Arzt und Team – eine geeignete Methode. Das kann die Känguruh- oder RISS-Methode sein oder das Handauflegen (Polarity), wenn das Kind nicht bewegt werden darf. Erst wenn der Gesundheitszustand wieder stabil ist, kommt die etwas handfestere Baby-Massage in Frage.

*Das Handauflegen – Polarity:*
Diese wunderbare Art, einem Kranken Energie und Zuwendung durch Handauflegen zu schenken, kann immer angewendet werden – selbst bei den winzigsten Babies, bei schwerkranken und sterbenden Menschen, egal welchen Alters.

*Die RISS-Methode:*
Dr. Ruth Rice entwickelte ihre Methode speziell für Neu- und Frühgeborene. Sie behandelt auch kranke Babies und hat damit sehr eindrückliche Erfolge. Ich habe in einem New Yorker Spital miterlebt, wie sie einen winzigen Buben behandelte, der nicht mehr als ein Kilo wog. Die RISS-Methode eignet sich für Früchen und für schwache und kranke Kinder, da fein gestreichelt wird. Ich habe mich bei Dr. Rice selber über etwaige Kontraindikationen bei ihrer Methode erkundigt. Es sind ihr keine bekannt. Sie konnte sich jedoch an ein Frühchen erinnern, dessen Haut noch so zart war – wie Seidenpapier – dass sie es vorzog, die Hände über dem Körper zu halten und energetisch zu arbeiten.

*Känguruh-Methode:*
Ob ein Baby bereit ist für die Känguruh-Methode, muss in jedem Fall einzeln entschieden werden – in der kritischen Phase von Stunde zu Stunde. Der Entscheid, mit den Känguruh-Sitzungen zu beginnen, hängt von vielen Faktoren ab und wird vom Urteil des Arztes abhängen. Ich empfehle Eltern mit einem frühgeborenen Baby das Buch »Liebe geht durch die Haut«.[43]

*Massage:*
Bei der Baby-Massage nach Leboyer und anderen Autoren gibt es einige wenige Einschränkungen. Selbstverständlich werden Dauer und Intensität den jeweiligen Umständen angepasst, wie bereits ausführlich erklärt. Da bei dieser Methode jedoch etwas tiefer ins Gewebe hinein gearbeitet wird, ist in einigen Situationen von einer Massage abzusehen (siehe Kapitel Baby-Massage).
Bei Risiko-Babies soll abgewogen werden, ob die Hautfunktion gut ist, vor allem bei Kindern von schweren Raucherinnen oder von drogensüchtigen Müttern. Es ist ein Zeichen, dass die Funktion gut ist, wenn das Kind beim Streicheln uriniert. Die Drüsen werden abgetastet. Sind die Lymphdrüsen geschwollen, so soll nicht massiert werden.
Was das Thema Kontraindikationen anbetrifft, so kann man sagen, dass wir in den Industrienationen unseren Säuglingen in den letzten zwei, drei Generationen schadeten, weil wir sie ganz allgemein zu wenig berührten. Noch vor einer Generation war es dem Personal und den Eltern in den meisten Spitälern untersagt, die Säuglinge zu hätscheln und zu liebkosen. Sie wurden den Müttern sofort nach dem Stillen wieder weggenommen und ins sterile, unzugängliche Kinderzimmer gebracht. Der Haupt-

43 Ludington und Golant: Liebe geht durch die Haut, Kösel Verlag

grund für dieses Vorgehen war die grosse Bedeutung, welche der Hygiene zugemessen wurde, um Krankheiten und Komplikationen vorzubeugen. Spitäler, welche diese strikten Vorschriften lockerten und Müttern den Zugang zu ihren Säuglingen in den Intensivstationen erlaubten, berichten von eindeutigen Vorteilen. Es wurde keine Zunahme von Infektionskrankheiten festgestellt, und Untersuchungen zeigten, dass Eltern die Hygiene-Vorschriften strenger beachteten als das Personal.

*Sensomotorische Stimulierung beim Risiko-Säugling*
*Berühren wir schwerkranke Babies zu wenig, aus Angst, wir könnten ihnen schaden?*

Das ist eine äusserst wichtige Frage, denn Unsicherheit oder Angst können uns tatsächlich davon abhalten, dem kranken Säugling den so dringend notwendigen Körperkontakt zu schenken. Diese Frage wurde an einer Konferenz über »Sensorimotor Stimulation of High-Risk Infants« vom Fachpersonal diskutiert. (Sensomotorische Stimulierung beim Risiko-Säugling.)[44] An dieser Tagung wurden die Bedenken, dass taktile Stimulierung bei einem »kritischen« Frühgeborenen unter Umständen negative physiologische Reaktionen wie Apnoe oder Bradykardie[45] verursachen könnten, näher untersucht.
Ich übersetze ausführlich die Antwort, die Dr. med. Gluck auf diese Frage an der Tagung gab:

> »Wir entwickelten 1960 in Yale die erste Intensivstation für Termin- und Frühgeburten. […] Das grösste Problem für uns war die Pflege. Bill Silverman, mein Mentor, lehrte uns, dass man das Baby so wenig wie möglich stören dürfe. Man muss es in Ruhe lassen. Seither haben wir alles mögliche mit

---

44 Rice, Ruth: Effects of Rice Infant Sensorimotor Stimulation Treatment on the Development of High-Risk-Infants, in: G. Anderson an B. Raff (Eds.): Newborn Behavioral Organization: Nursing Research Implications, New York: Alan R. Liss, Inc., S. 7-26
45 Apnoe = Atemstillstand, Bradykardie = langsame oder unregelmässige Herzschlagfolge

Babies versucht, aber ohne genau zu wissen, wieviel ›handling‹ notwenig ist oder wieviel schädlich. Das war damals ein echtes Problem und ist es bis heute geblieben, wie Sie (Dr. Rice) richtig bemerkten. Ich pflichte Ihrer Meinung über das »handling« des Babies voll bei, speziell bei den kranken Kindern, die normalerweise ausser den medizinisch-technischen Eingriffen keine Aufmerksamkeit erhalten. Säuglinge im Inkubator sind noch schlimmer dran, weil sie ständig einem Lärmpegel von 90 Dezibel ausgesetzt sind und während 24 Std. am Tag helles Licht in ihre Gesichter scheint. Wir sind uns alle einig, dass das eine sehr ungesunde Atmosphäre ist. Dennoch gibt es einige technologische Aspekte, die wir berücksichtigen müssen und welche viele der anregenden Verfahren, die wir gerne versuchen würden, verhindern. Ein anderer wichtiger Aspekt ist natürlich, dass es dem Kind kalt ist, wenn wir den Brutkasten öffnen und es halten, und wie wir wissen, ist das schädlich. Es ist leider eine Tatsache, dass neonatale Stimulierung noch nicht richtig ausgearbeitet ist. Obwohl wir über einige dieser Streichel-Techniken sehr positiv denken, wissen wir eigentlich nicht, wieviel Streicheln genug ist und wieviel zuviel sein kann. Einige von uns haben sogar versucht, die gewichtslose Atmosphäre nachzuahmen, welche das Kind in utero hatte, wie mit Wassermatratzen. Dennoch wissen wir zu diesem Zeitpunkt nicht genau, wie das gemacht werden müsste und welchen Wert es hat.
Ich vermute, während dieser Konferenz wird sonnenklar werden, dass, obwohl wir grosse Fortschritte gemacht haben, Kinder zu retten, wir wahrscheinlich 14 Schritte rückwärts gegangen sind in der Art, wie wir sie tatsächlich pflegen. Unsere Pflege könnte tatsächlich unmenschlich sein.
Um 1961 herum fingen wir an, Mütter in die Spezialabteilung zu bringen. Damals war das gegen das Gesetz. Ich bedaure, dass wir nie publizierten, dass wir das taten, aber da es gegen das Gesetz war, sagten wir nie viel. Zu jener Zeit wurden wir überzeugt, dass die Eltern einen kolossalen Unterschied machten bei der Rettung der Babies. *Uns schien es immer klar, dass, egal wie krank ein Kind ist, die Mutter ihre Hände auf das Kind legen und es streicheln soll.* Für mich besteht keine Frage betreffend der Notwendigkeit für ›handling‹, aber ich hoffe, dass Information darüber, wieviel und welcher Art ›handling‹ aus dieser Zusammenkunft herauskommt.«

Wie wir sehen, hat auch ein erfahrener Kinderarzt

wie Dr. Gluck kein Allgemein-Rezept dafür, ob und wann ein Kind mit einer der taktilen Methoden behandelt werden soll. Er ist jedoch überzeugt, dass das kranke Neugeborene Körperkontakt braucht und gestreichelt werden muss. Und er glaubt, dass es eine Frage der Zeit sei, bis man erforscht habe, wieviel »handling« und welche Art von Berühren für ein krankes Kind richtig sind. Ich glaube persönlich nicht daran, dass es möglich ist, fixe, allgemeingültige Regeln über Kontraindikationen aufzustellen. Es wird keine allgemeingültigen Anweisungen geben, denn hier handelt es sich um Menschen mit ihrem eigenen Schicksal, ihren Gefühlen und ganz unterschiedlichen Fähigkeiten, auf Stress zu reagieren. Jedes Kind ist einzigartig und verdient einen individuellen Entscheid und eine persönliche Behandlung. Flexibilität, Einfühlungsgabe und Intuition der Helfer sind dabei unverzichtbare Eigenschaften. Ich weiss, dass Intuition offiziell in der Wissenschaft nicht gefragt ist. Die medizinische Wissenschaft befasst sich mit messbaren Werten der physischen Welt und verlässt sich gerne auf handfeste Laborwerte. Sie fordert mess- und wiederholbare, gleichsam auf jede Situation anwendbare Rezepte. Wir leben jedoch in einer Zeit des Umdenkens, was diese Meinungen betrifft. Die moderne Physik beschreibt, dass es so etwas wie einen objektiven Versuch nicht gibt, da nicht nur Haltung und Denken, sondern die reine Gegenwart eines Beobachters das Experiment beeinflussen. Wenn wir ehrlich sind, müssen wir wohl oder übel, aber wahrscheinlich zu unser aller Glück, den uns bisher »sicher« scheinenden Boden der Wissenschaft relativieren. Das lässt ein bisschen mehr Raum für das Herz.

Rice sprach an der oben erwähnten Tagung über ihre Erfahrungen mit taktiler Stimulierung bei schwerkranken Frühgeborenen.[46]

46 »The Effects of Rice Infant Sensorimotor Stimulation on the Development of High Risk Infants«

Dr. Rice:

»Ich denke, taktile und kinästhetische Anregung sollten sofort nach der Geburt beginnen. Kawwinkel hat darauf hingewiesen, dass taktile Stimulierung das Vorkommen von Apnoe bei prämaturen Säuglingen reduziert.«

Dann erzählte sie von einer Erfahrung, die sie an einem Seminar in einem Spital in Tennessee gemacht hatte:

»Ich kam in die Frühgeburten-Abteilung dort, und alle Schwestern und anderes Personal wollten eine Demonstration der Behandlung sehen. Ich fühlte, dass ich ein überzeugendes Beispiel zeigen wollte, da es für sie das erste Mal war. So schaute ich mich im Kinderzimmer um und suchte den kleinsten und, wie mir schien, auch den kränksten Säugling. Ich wählte einen Knaben mit 900 Gramm Gewicht, der voll Schläuche war und im Inkubator lag. Er war 46 Stunden alt, niemand hatte ihn die Augen öffnen sehen, und er hatte sich nicht bewegt. Und so begann ich dieses Baby zu streicheln. Nach etwa 10 Minuten verbesserte sich seine Farbe, und die Schwestern, die zuschauten, sagten: ›Oh, seht, er wird rosig‹. Dann begann er zu urinieren, was die Kinder immer tun.
Ich weiss die Bedeutung davon nicht, aber Susan Ludington machte die gleiche Beobachtung in einer Studie. Sie fand, dass Häufigkeit und Menge beim Urinieren bei Kindern, die gestreichelt wurden, signifikant zunahm. Wie auch immer – dieses winzige Baby begann zu urinieren. Es gähnte, öffnete die Augen, bewegte sich und strengte sich sehr an, auf seine Umwelt einzugehen. Ich spürte, dass es lebendig wurde als Folge der Stimulierung. Um Ihre Frage zu beantworten: Ich glaube, wir sollten kranken Kindern Berührung nicht vorenthalten.«

*»Ich glaube, wir sollten kranken Kindern Berührung nicht vorenthalten.«*

R. Rice

*Ein Erfahrungsbericht über zärtliche Massage*
*bei Frühgeborenen*

Aus: The Harvard Medical School Mental Health Letter, September 1987 (Übersetzung von J. Woodfield):

»Was ist der Wert von Säuglings-Massage?
Wir fragten Tiffany Field, Professor für Pädiatrie und Psychologie am Medizinischen Zentrum für Entwicklung an der Universität Miami und Direktor der Debbie School Nurseries. Säuglinge, die zu früh geboren werden oder eine schwere Geburt durchmachen, werden eher Lernbehinderungen haben, Missbrauch erleben und geistige Probleme entwickeln. Eine kürzlich durchgeführte Studie über Kinder zwischen vier und zehn Jahren, die in einer neonatologischen Intensivstation behandelt worden waren, fand, dass 49% an Depressionen, Verhaltensstörungen und anderen psychischen Problemen litten.

Ein möglicher Faktor neben organischen Schäden, die mit Frühgeburten zusammenhängen, ist die Störung früher Interaktionen zwischen diesen Säuglingen und ihren Eltern. Die Ursache der Störungen ist nicht vollständig geklärt, aber es ist möglich, dass Eltern überbesorgt werden, weil sie ihr Kind für zerbrechlich halte.

Erwachsene finden Massage beruhigend, und das gleiche kann von Neugeborenen erwartet werden. Eltern scheinen sich dessen bewusst zu sein, denn sie streicheln und massieren Babies ganz natürlich.

Zusätzliche Stimulierung macht Babies kräftiger, und sie reagieren stärker. Als Folge davon werden die Eltern sensibler in ihren Interaktionen. Massage ist eine der wirksamsten Formen der Stimulierung, teilweise weil beim körperlichen Kontakt Überstimulierung schnell bemerkt wird. Wenn das Kind seine Muskeln verspannt und sich windet, können die Eltern die Intensität der Stimulation sofort mässigen, bevor es zu weinen beginnt.

Frühgeborene Babies, welche in Intensivstationen der neonatologischen Abteilungen massiert werden, wachsen und gedeihen besser. In einer Studie behandelten wir 20 Säuglinge mit einem durchschnittlichen Geburtsgewicht von weniger als 3 Pfund und einer durchschnittlichen Gestation von 7 Monaten. Sie bekamen sanfte Massagen während 45 Minuten pro Tag (15 Minuten 3x täglich) während 10 Tagen. Zuerst wurde der Säugling auf den Bauch gelegt und sanft Kopf, Schultern, Rücken, Arme und Beine mit der Handfläche gestreichelt. Dann wurde das Kind auf den Rücken gelegt, und während 5 Min. gab der Therapeut kinästhetische Stimulierung, indem er Arme und Beine des Babies sanft bewegte. Schliesslich wurde der Säugling wieder umgedreht, und die taktile Massage wurde wiederholt. Nach 10 Tagen hatten Säuglinge, die die Massage erhalten hatten, 47% mehr Gewicht als jene der Kontrollgruppe. Sie waren auch wacher, aktiver und schnitten im Brazelton Neonatal Behaviour Assessment, einem Standard Verhaltenstest für Neugeborene, besser ab. Sie wurden vom Spital durchschnittlich 6 Tage früher entlassen (mit einer Einsparung von 3000 Dollar pro Säugling) und waren gesünder und reaktionsfreudiger, wenn die Eltern die Pflege übernahmen. Acht Monate später waren ihre Interaktionen mit den Eltern weniger gestört, und sie schnitten bei den Entwicklungstests besser ab.

Wir wissen noch nicht, ob sie später weniger geistige Entwicklungsprobleme haben werden als die Kinder, welche keine Massage erhielten. Aber es ist wahrscheinlich, dass die bessere Beziehung zu den Eltern zu besseren Beziehungen mit anderen Kindern führt und sie geistig gesünder werden oder zumindest glücklicher.«

Mit diesem Erfahrungsbericht schliesse ich das Kapitel Kontraindikationen. Ich hoffe, dass das Verbreiten solch eindeutiger Ergebnisse viele Fachleute und betroffene Eltern inspiriert. Liebevolles Berühren und Streicheln ist keine medizinische Neuerfindung, sondern das Selbstverständlichste und Natürlichste. Schäden, die entstehen durch Verlassenheit und Mangel an Berührung, sind immens, das wissen wir heute. Erfahrungen, die bis jetzt gemacht wurden, zeigen ohne Zweifel, dass die taktilen Behandlungen nicht nur helfen, den Stress der Intensivmedizin besser zu verkraften und Komplikationen zu reduzieren, sondern dass sie auch die gesamte Entwicklung und die Eltern-Kind-Beziehung fördern.

## Das Handauflegen – Polarity

Bei der Polarity-Methode geht es um die wahrscheinlich älteste Kunst des Heilens – das Handauflegen. Halten und Handauflegen ist eine instinktive Geste, die wir anwenden, um einem kranken Menschen Zuwendung und Trost zu schenken und Schmerzen zu lindern. Wie im Kapitel Kontraindikationen bereits erwähnt, eignet sich das Handauflegen immer, egal wie ernst der Zustand eines Patienten ist. Sie brauchen keine Bedenken zu haben, auch ein winziges oder sehr krankes Baby mit Polarity zu behandeln. Es ist erstaunlich, welch grosse Wirkung und Kraft in dieser einfachen Geste liegen. Das Kind wird ruhiger und entspannter, wenn es unsere Hände spürt. Schmerzen und Trennung werden dadurch erträglicher. Liebevolle Berührung und Geborgenheit mildern den Stress und reduzieren Komplikationen. Polarity eignet sich deshalb besonders gut in kritischen Phasen, für kranke Kinder und Babies in der Isolette. Es ist schön, zu erleben, wie sich der Gesichtsausdruck während einer Behandlung verändert und Gelassenheit und Zufriedenheit einkehren. Ich wende diese Methode bei sterbenden Erwachsenen an und finde, dass die Patienten dadurch sehr ruhig werden. Typische Reaktionen sind: Entspannung, vertiefte Atmung und allgemeines Entlasten. Eine schwerkranke, alte Frau strahlte: »Jetzt ist es in meinem Körper ganz hell geworden.« Oft schlafen Patienten ein. Aber auch dann, wenn wir bei einem schwerkranken Menschen, ob neugeboren oder betagt, keine äusserlich sichtbaren Reaktionen wahrnehmen, ist unsere Bemühung nicht umsonst. Zuwendung dieser Art ist nie vergeudete Zeit und kommt auch an, wenn kein offensichtliches Feedback da ist.

Es gibt bei der Polarity keine Einschränkungen, was Häufigkeit und Dauer der Behandlungen anbelangt. Sie können das Handauflegen so oft und so lange anwenden, wie Sie wollen. Je öfter das Kind liebevolle, beruhigende Hände spürt, desto besser. Man darf es auch nach Mahlzeiten und während des Schlafes behandeln.

Die Polarity-Methode eignet sich vorzüglich für beschäftigtes Personal in Intensiv-Stationen und Kinderabteilungen, die ihren Patienten etwas mehr Zuwendung und positive Erfahrungen mit Berührung schenken möchten. Die Behandlung ist selbst über der Bekleidung möglich und braucht daher keine langen Vorbereitungen. So nützt man kleine Gelegenheiten, die Hände aufzulegen und für einen Moment eine Oase des Friedens zu schaffen. Für Eltern ist diese Methode eine willkommene Gelegenheit, während der Spitalbesuche aktiv zu werden und ihrem Baby zu helfen.

Die Polarity-Methode unterscheidet sich vom spontanen Handauflegen dadurch, dass sie mit spezifischen Körperstellen arbeitet, die sich zur Aufnahme und Verteilung der Energie gut eignen, sogenannten »Polen«, an denen unsere Berührung vom energetischen Standpunkt her optimal wirkt. Die Technik ist äusserst einfach. Sie brauchen dazu keine lange Ausbildungen und Diplome. Ihr Mitgefühl und Ihr Wunsch zu helfen sind Ihre Qualifikation.

*So wird es gemacht*

Ich möchte auf die im Kapitel »Grundlagen« besprochenen Verhaltensregeln erinnern. Sie gelten bei jeder Behandlung – also auch bei der Polarity-Methode.

Wir konzentrieren uns ganz auf das Kindlein und lassen uns von anderen Aktivitäten im Zimmer nicht ablenken. Die Behandlung kann nicht gut sein, wenn wir zum Beispiel mit Kollegen oder anderen Personen gleichzeitig schwatzen. Das ist eine schlechte und weitverbreitete Gewohnheit – dieses über den Kopf des Patienten Hinwegreden. Auch wenn ein Baby nicht reagiert, braucht es unsere völlige Präsenz.

Am besten stimmen wir uns vor der Behandlung ein und zentrieren uns. Zentrieren bedeutet, ganz bei sich selber sein und innerlich ruhig werden. Wir sammeln uns, indem wir einige Male tief aus- und einatmen. Dann schauen wir das Baby genau an, beobachten seinen Atem, seinen Ausdruck, spüren, in welcher Verfassung es sich befindet. Erst dann beginnen wir mit der Behandlung. Wir legen unsere Hände langsam und behutsam auf den Körper und verbleiben mehrere Minuten an denselben Stellen. Es wird immer mit beiden Händen gearbeitet. Sie liegen praktisch ohne Druck am Körper oder werden ein, zwei Zentimeter über dem Körper gehalten. Die Wirkung bleibt bestehen, auch wenn kein physischer Kontakt da ist. Diese Variante eignet sich gut, wenn die Zonen schmerzhaft sind, bei Verbrennungen etwa, oder über einem Gips nach einer Hüftoperation, oder wenn ein Haufen Apparate die direkte Berührung erschweren usw.

Mit unseren Händen übertragen wir tatsächlich Energie. In der Handmitte befindet sich ein Kraftzentrum, dessen Farben und Licht mit modernen Techniken fotografiert werden können. (Auf alten Heiligenbilder sieht man diese Energiezentren mit ihren Lichtstrahlen oft dargestellt in der Geste des Segnens.) Auch unsere Hände können »segnen«. Sie geben eine Schwingung weiter, so wie unsere Stimme Ausdruck unserer Emotionen ist. Was unsere Hände ausstrahlen und vermitteln, hängt stark von unseren Gedanken und Gefühlen ab. Deshalb habe ich bereits betont, wie wichtig unsere Einstellung und Haltung beim Behandeln ist. Hier möchte ich an das besprochene Prinzip erinnern, dass Ehrgeiz und die Erwartung gewisser Resultate aus unserem Ego stammen. Sie untergraben unsere Gelassenheit und Ruhe und stören den Prozess. Man soll nicht versuchen, Lebensenergie zu manipulieren.

Bei der Polarity-Methode lassen wir unsere Hände während ein, zwei Minuten an den gewählten Körperstellen ruhen. Wenn wir die Hände vom Körper lösen, halten wir sie noch einen Moment wenige Zentimeter über den behandelten Stellen, bevor wir uns endgültig lösen und zu einem anderen Griff übergehen oder die Behandlung beenden.

Ich habe noch nie erlebt, dass eine solche Behandlung keine tiefe Wirkung zeigte.

Dies sind einige der Polarity-Griffe, die Sie wählen können:

Die Hände ruhen ohne Druck auf oder zwei, drei Zentimeter über dem Körper.

*In der Bauchlage:*

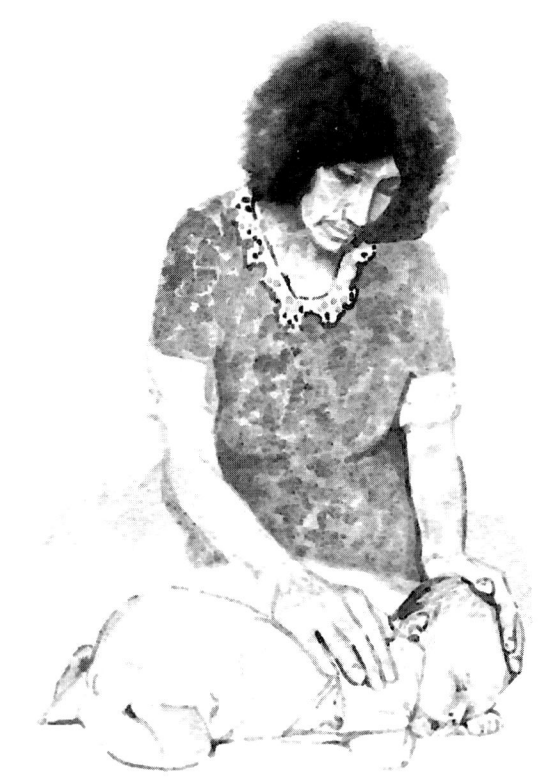

– linke Hand am Kopf       – rechte Hand im Brustbereich

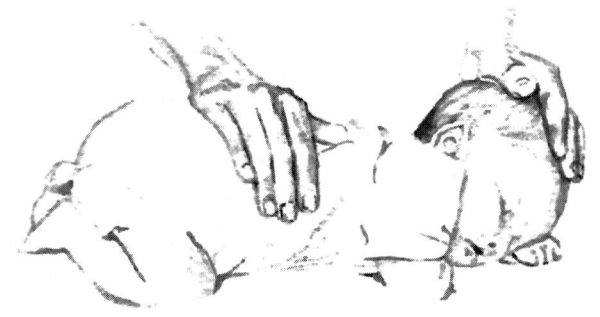

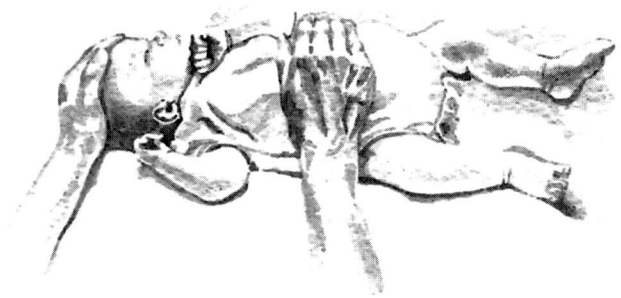

– linke Hand am Kopf    – rechte Hand am Kreuz

*In der Rückenlage:*

– linke Hand am Kopf    – rechte Hand auf dem Bauch

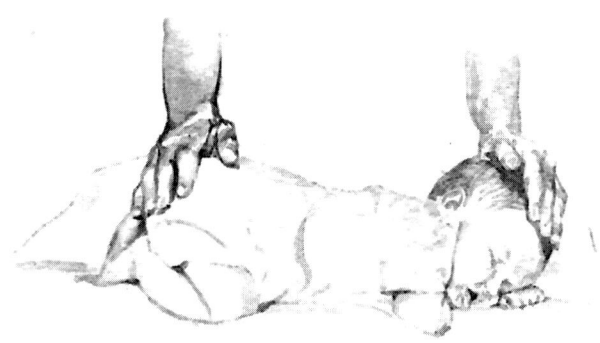

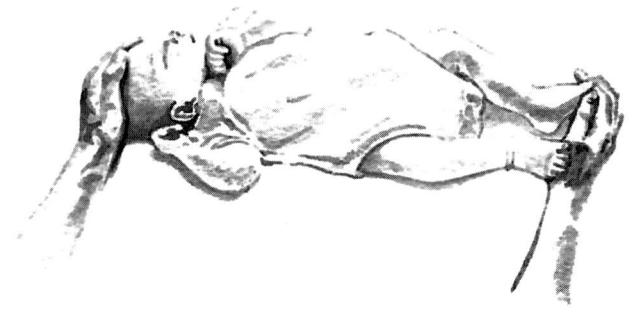

– linke Hand am Kopf    – rechte Hand auf den Gesäss

– linke Hand am Kopf    – rechte Hand an den Fussohlen

Es lohnt sich, diese Griffe mehrmals täglich auszu-führen.[47]

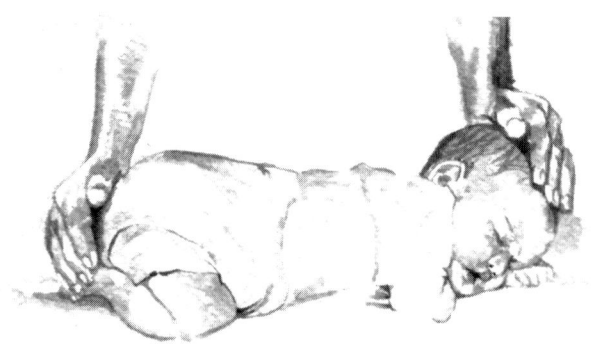

– linke Hand am Kopf    – rechte Hand an denFussohlen

47 Zum Vertiefen dieser Technik: Richard Gordon, Deine heilenden Hände. Eine Anleitung zur Polarity-Massage, Irisiana Verlag

## Die RISS-Methode

### Rice Infant Sensorimotor Stimulation Technique

Die RISS-Methode wird auch »Loving Touch« genannt, und ich möchte sie im Rahmen dieser Arbeit deshalb vorstellen, weil sie sich besonders gut für frühgeborene und kranke Babies eignet. Sie ist in verschiedenen Spitälern Europas und in den USA Bestandteil der Pflege und wird entweder vom Personal oder von den Eltern ausgeführt.

*Die RISS-Methode eignet sich besonders gut*
*für frühgeborene, kranke und schwache Kinder*

Diese Behandlung ist auch für Kinder in der Isolette angemessen. Bei der RISS-Methode muss kein Öl verwendet werden, was die Behandlung in der Isolette erleichtert. Im Gegensatz zur Leboyer- und den anderen üblichen Baby-Massagen wird auch nicht »geknetet« und »gemolken«, sondern mit feinem Streicheln gearbeitet. Diese Tatsache ermöglicht auch dann eine Behandlung, wenn wir dem Säugling die etwas handfesteren Massagen nicht zumuten wollen.

*Wissenschaftliche Untersuchungen*
Die RISS-Methode wurde nach wissenschaftlichen Grundsätzen in Spitälern der USA geprüft. Die Unterschiede auf allen Ebenen der Entwicklung zwischen den behandelten Kindern und jenen der Kontrollgruppe waren so markant, dass die Methode in verschiedenen grossen Spitälern Amerikas und Europas verwendet wird und Erfahrungs-Berichte internationale Beachtung fanden.
Ich übersetze auf den folgenden Seiten die Anleitung zur RISS-Methode.
Mir ist es ein grosses Anliegen, diese Therapie bekannt zu machen. Es braucht so wenig – ein bisschen Zeit, Zuwendung und zärtliche Berührung – und der Unterschied für das Kind in seiner schwierigen Lage ist wie Tag und Nacht. Wir könnten vielen Neugeborenen damit helfen. Die Methode ist äusserst einfach. Streicheln ist etwas Natürliches, und wir brauchen dazu kein Zertifikat! Mit solchen Handlungen wird vermieden, dass gerade jenen Kindern, die es am nötigsten hätten, angenehme Berührungen vorenthalten werden. Dazu kommt, dass Eltern, die ihr Baby im Spital behandelten, bei der Entlassung bereits eine innigere Beziehung zum Kind haben und sich daher in einer besseren Ausgangslage befinden, wenn sie nach Hause gehen und die Verantwortung allein tragen müssen.

Die folgenden Illustrationen zeigen den Ablauf einer »LOVING TOUCH«- oder RISS-Behandlung. Die Massage wird ca. 10 Minuten dauern und kann drei- bis viermal täglich wiederholt werden. Das Schaukeln am Schluss der Massage ist fester Bestandteil der Behandlung. Wie bereits erwähnt, fördert das Schaukeln die Entwicklung – vor allem die neurologische – des Kindes.

# Schritt für Schritt: Illustration für eine »LOVING TOUCH«- bzw. RISS-Behandlung

1. Wenn Dein Baby klein ist, setzt Du Dich in einen niedrigen, bequemen Stuhl und legst es auf Deinen Schoss. Nehme ein Polster oder eine dicke Decke und mache die Behandlung auf einem Tisch oder auf dem Boden, wenn Dein Kind zu gross ist für Deinen Schoss.
2. Entkleide Dein Baby. und lege es auf eine leichte Decke, eine Windel griffbereit. Babies urinieren während einer Massage oft, weil sich ihr Schliessmuskel entspannt.
3. Prüfe, ob Deine Fingernägel nicht rauh sind. Sie sollten kurz geschnitten sein. Du kannst eine Creme oder ein Öl auf Deine Hände geben, damit sie besser gleiten (das ist jedoch nicht notwenig).

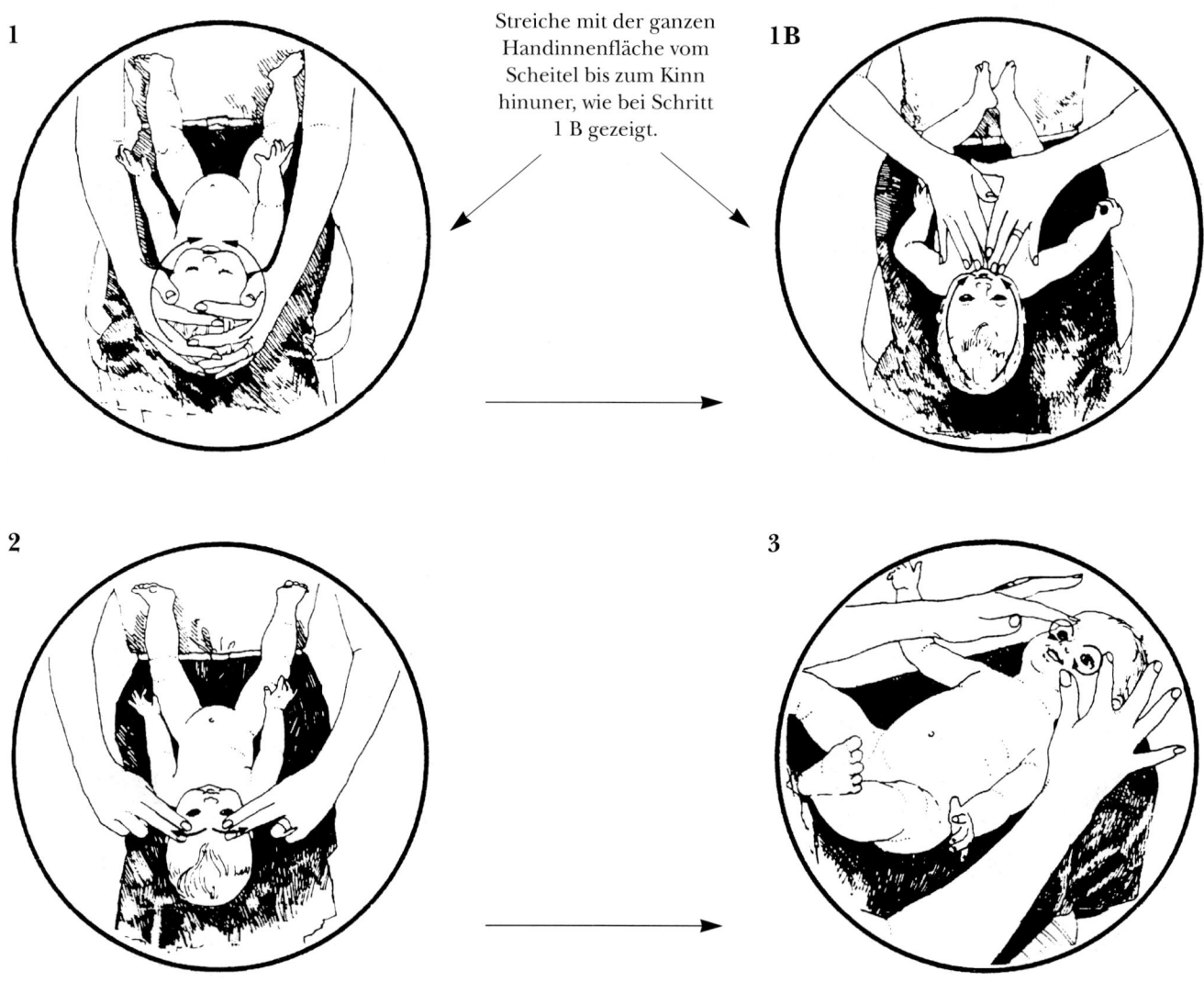

**1**

Streiche mit der ganzen Handinnenfläche vom Scheitel bis zum Kinn hinuner, wie bei Schritt 1 B gezeigt.

**1B**

**2**

**3**

Streiche mit zwei Fingerspitzen jeder Hand von der Stirnmitte zu den Schläfen.

Streiche mit einer Fingerspitze jeder Hand rund um die Augen und gebe ein wenig mehr Druck an der Innenseite der Nasenbrücke am inneren Augenwinkel.

94

4. Alle Striche sollten 3 Mal wiederholt werden. Die Massage sollte 10 Minuten dauern und kann 3 bis 4 Mal täglich wiederholt werden. Das Schaukeln sollte 5 Minuten dauern.

5. Brauche eine leichte, aber bestimmte Berührung. Ziehe nicht an der Haut. Der Sinn von LOVING TOUCH ist nicht eine tiefe Muskelmassage, sondern eher ein stimulierendes Streicheln der Haut.

6. Während der Massage mit Deinem Baby sprechen und den Blickkontakt halten. So gibst Du Deinem Kind 3 wichtige Arten von Stimulierung: Berührung, visuelle und auditive Stimulierung. Wenn Du Dein Kind einwickelst und wiegst, wie in Nr. 16 gezeigt, wirst Du das Vestibularsystem stimulieren und damit die neurologische Entwicklung fördern.

**4**     **5**

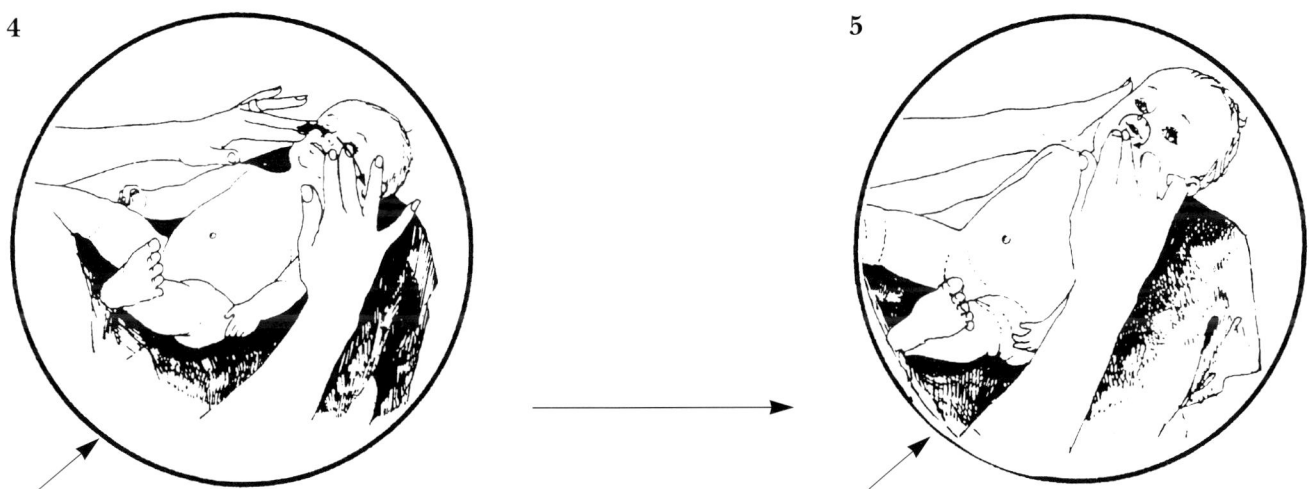

Streiche mit zwei Fingerspizen von der Nasenbrücke nach aussen über die Wangen und Ohren.

Fahre mit einer Fingerspitze rund um den Mund herum.

**6**     **7**

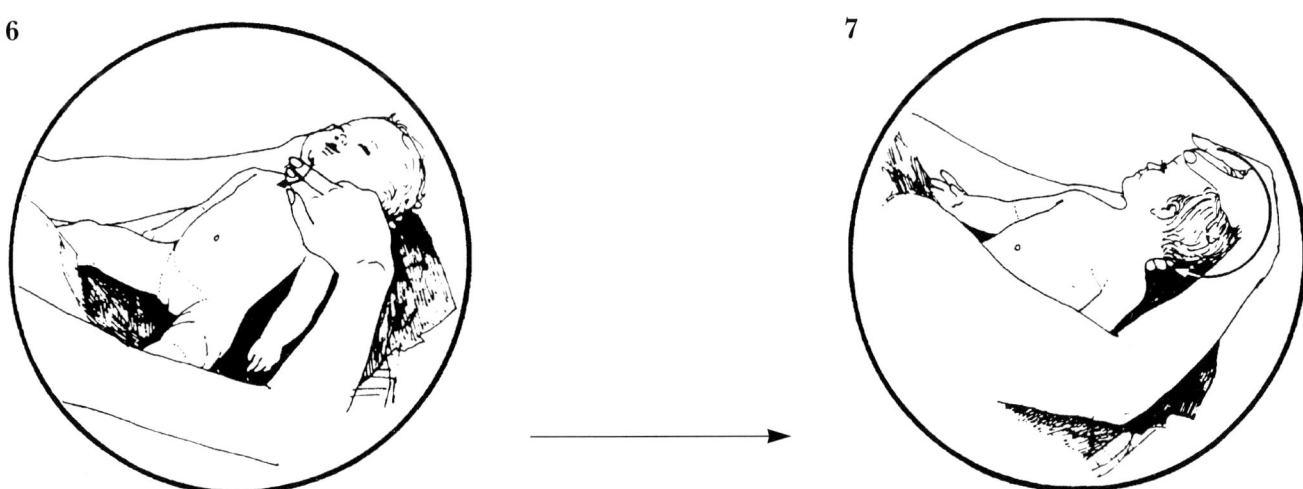

Hebe den Kopf des Babys, halte ihn und biege ihn ganz leicht nach hinten. Streiche mit zwei Fingerspitzen über das Kinn hinunter und über den Hals.

Während eine Hand den Kopf hält, streicht die andere über den Kopf. Streiche, bei der Stirn beginnend, über den ganzen Kopf des Kindes bis hinunter zum Nacken. Wenn Dein Kind dichtes, langes Haar hat, kann das Streichen unangenehm sein und ziehen. Plaziere Deine Fingerspitzen unter das Haar auf die Kopfhaut und massiere sie ähnlich wie der Coiffeur, wenn er Dein Haar schamponiert.

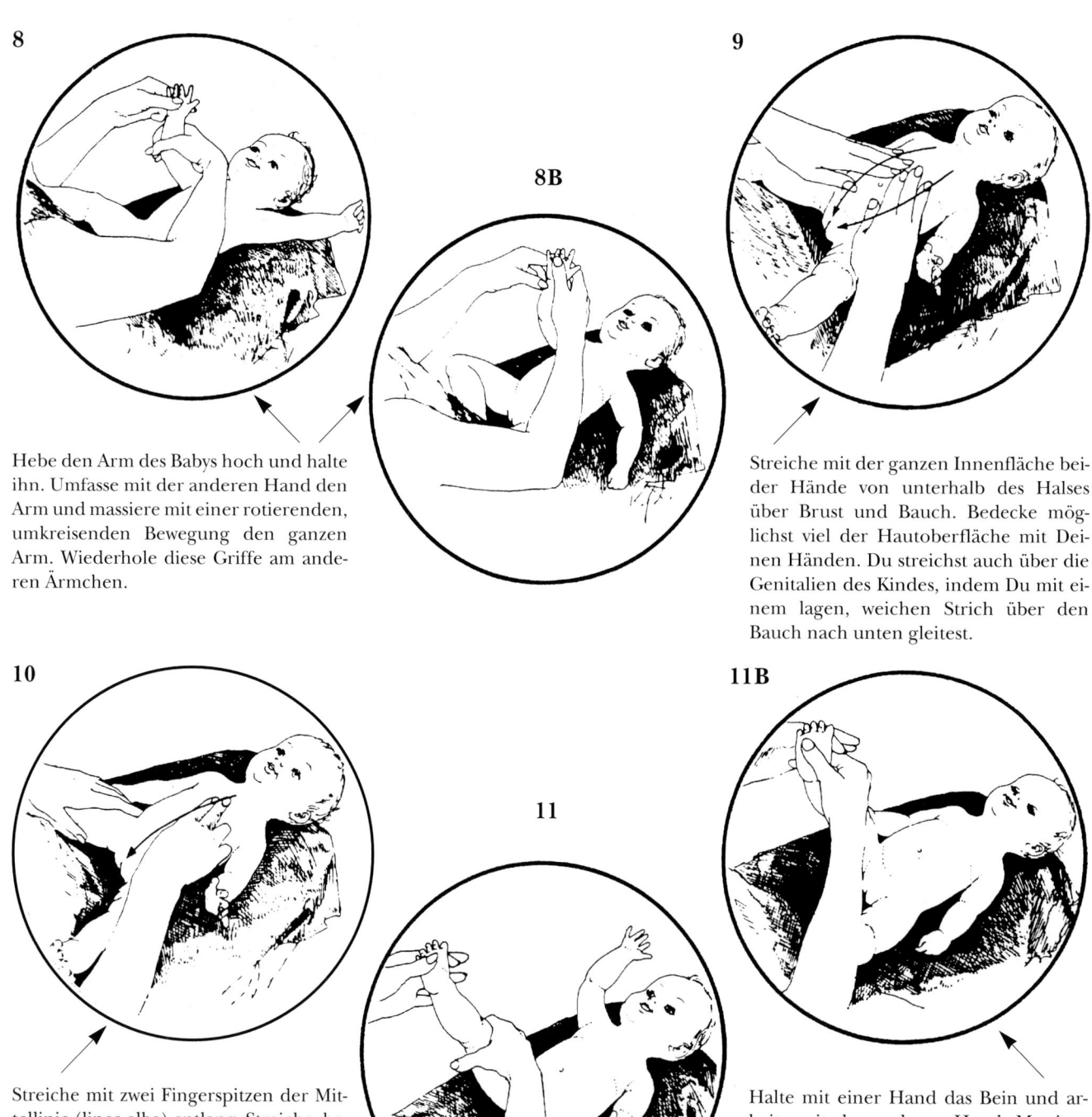

**8**

Hebe den Arm des Babys hoch und halte ihn. Umfasse mit der anderen Hand den Arm und massiere mit einer rotierenden, umkreisenden Bewegung den ganzen Arm. Wiederhole diese Griffe am anderen Ärmchen.

**8B**

**9**

Streiche mit der ganzen Innenfläche beider Hände von unterhalb des Halses über Brust und Bauch. Bedecke möglichst viel der Hautoberfläche mit Deinen Händen. Du streichst auch über die Genitalien des Kindes, indem Du mit einem lagen, weichen Strich über den Bauch nach unten gleitest.

**10**

Streiche mit zwei Fingerspitzen der Mittellinie (linea alba) entlang. Streiche, beginnend unterhalb des Halses, über die Mitte nach unten bis über die Geschlechtsteile.

**11**

**11B**

Halte mit einer Hand das Bein und arbeite mit der anderen Hand. Massiere mit einer kreisenden Bewegung das ganze Bein. Presse mit bestimmtem Druck mit Deinem Daumen auf die Fussohle, wie in 11B gezeigt.

**12**

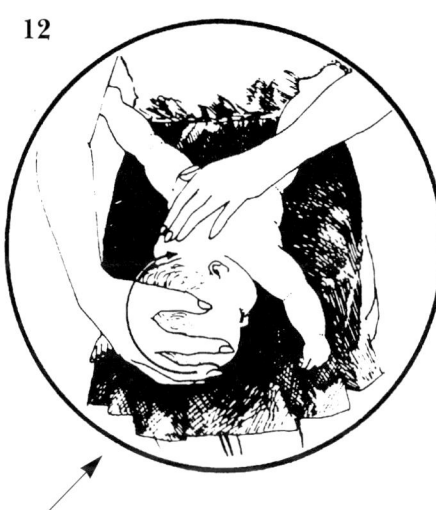

Drehe das Baby auf den Bauch und massiere nochmals den Kopf. Spreize Deine Finger, damit Du eine möglichst grosse Fläche deckst. Massiere von der Stirne bis zum Nacken. Folge den Anweisungen in Nr. 7, falls Dein Baby viel Haar hat.

Streiche, indem Du die gesamte Innenfläche Deiner Hände braucht, vom Nacken über den ganzen Rücken nach unten über das Gesäss.

**13**

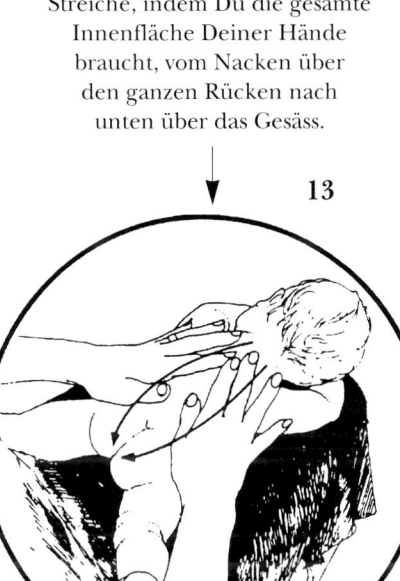

**14**

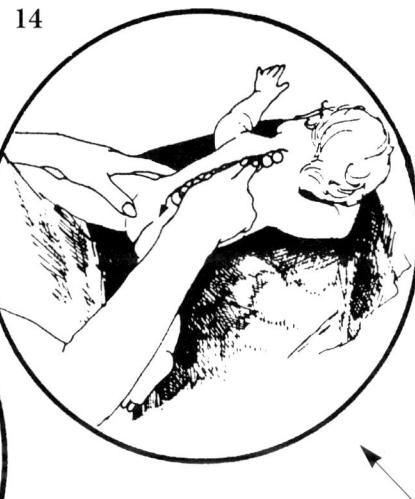

Gebrauche zwei Fingerspitzen, um die Wirbelsäule zu massieren. Ziehe mit den Fingern kreise und erhöhe ein wenig den Druck, während Du die Knochen der Wirbelsäule manipulierst.

**15**

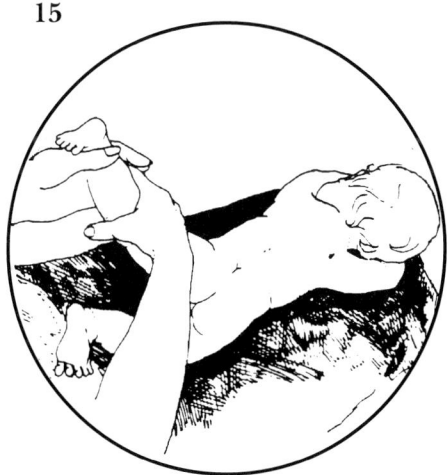

Halte das Bein mit einer Hand, während Du mit der anderen Hand das Bein umschliesst und so massierst wie in Schritt Nr. 11.

**16**

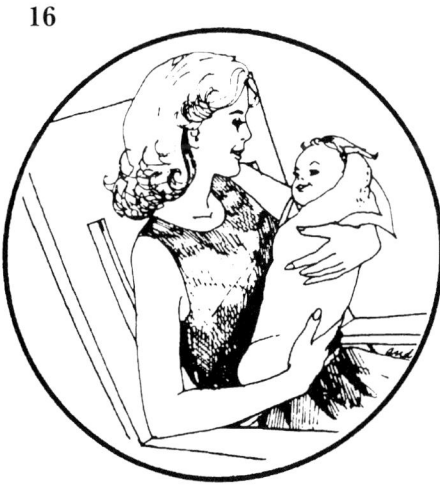

Drehe das Baby um und wickle es ganz behaglich in ein Tuch. Bleibe im Blickkontakt und wiege das Kind während mindestens 5 Minuten. Wir haben festgestellt, dass ein lebhaftes Schaukeln besser stimuliert als ein sanftes Wiegen. Fahre fort, mit dem Kind zu sprechen, zu summen oder zu singen. Oder spiele eine geeignete, ruhige Musik, bis es in einen tiefen Schlaf sinkt.

## Die Känguruh-Methode

Babies reagieren auf Känguruh-Sitzungen so positiv, dass diese Methode bereits in vielen Spitälern Einzug gefunden hat.[47] Die Erfahrungen zeigen, dass sich Frühgeborene dabei besser entwickeln und die Überlebenschancen signifikant steigen. Eltern, die dazu ermutigt wurden, bei ihren frühgeborenen Babies die Känguruh-Methode anzuwenden, sind begeistert. Es ist offensichtlich, dass es ihrem Kind dabei besser geht. Sie selber sind ungeheuer erleichtert, weil sie nicht einfach passiv zuschauen müssen, und sie finden die innige Beziehung, die sie zu ihrem Kind entwickeln, sehr beglückend.

Noch viel dringender als bei einem »Terminkind« müssten Mütter und Väter mit frühgeborenen oder kranken Kindern in den ganzen Heilungs- und Entwicklungprozess aktiv einbezogen werden. Die Känguruh-Methode eignet sich hierfür vorzüglich, und wir sollten dieses einfache und wirksame Mittel niemandem vorenthalten. Ich empfehle Eltern, diese Methode so oft wie möglich anzuwenden, wenn Sie das Kind besuchen. Statt neben dem Bettchen oder der Isolette zu sitzen, lassen Sie das Baby auf Ihrer Brust ruhen. Teilen Sie Ihrem Kinderarzt und der verantwortlichen Schwester Ihren Wunsch mit, und bitten Sie darum, dass man Ihnen bei den Känguruh-Sitzungen behilflich ist.[48]

*So wird es gemacht:*
Bei dieser Methode passiert eigentlich etwas ganz Selbstverständliches und Natürliches: Die Mutter, der Vater oder eine andere Bezugsperson setzt sich auf einen bequemen Sessel, dessen Rückenlehne verstellbar ist. (Wenn er sich zum Schaukeln eignet, ist es noch besser.) Die Mutter macht es sich bequem und nimmt jene Stellung ein, die sich für den gegenwärtigen Zustand des Säuglings am besten eignet – aufrechter oder mehr zurückgelehnt. Dann wird

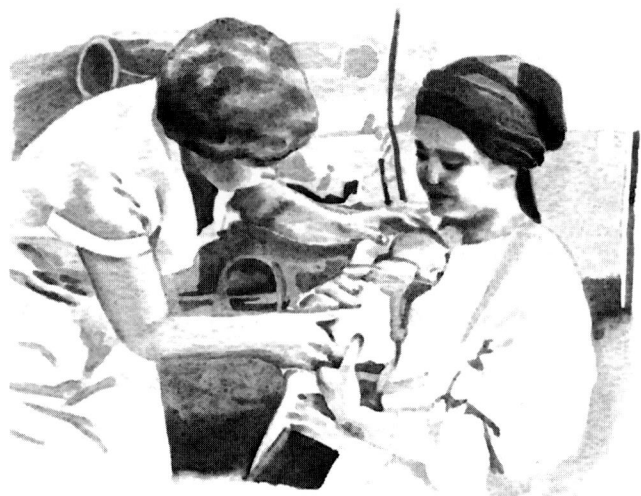

Die Schwester hilft bei der Känguruh-Sitzung.

ihr das Baby – nur mit einer Windel bekleidet – auf die nackte Brust gelegt und mit warmen Tüchern zugedeckt. So liegt es in Geborgenheit und Wärme und erhält eine Erholungspause von den starken Sinnesreizen im Inkubator und den schmerzhaften Eingriffen, denen es sonst ausgesetzt ist. Hier erlebt es eine völlig andere, liebevolle, nährende Art der Berührung. Auch Babies, die bei pflegerischen Massnahmen sonst sehr empfindlich reagieren, entspannen sich bei der Känguruh-Sitzung und zeigen stabile Werte. Die Sitzungen können mehrmals täglich und stundenlang gehalten werden. Die mit der Känguruh-Methode behandelten Babies und ihre Mütter gedeihen!

Wann ein Frühchen reif ist für die Känguruh-Methode, wird individuell entschieden und hängt von verschiedenen Umständen ab. Der Pädiater wird den Zustand des Kindes beurteilen und vom medizini-

---

47 Video-Film: The Kangaroo Care Method for Premature Babies, The Amsterdam Civic Centre
48 Ludington und Golant: Liebe geht durch die Haut, Känguruh-Methode, Kösel Verlag

98

schen Standpunkt her entscheiden, ob Sitzungen zu verantworten sind. Wie Ludington beschreibt, arbeitet sie sogar mit Säuglingen, die noch am Beatmungsgerät sind, wenn es der Allgemeinzustand des Babys zulässt. Im Kapitel »Ist mein Baby reif für die Känguruh-Methode?« schreibt sie:

»Ob die Känguruh-Methode für ein Kind geeignet ist, hängt von vielen Faktoren ab. Das Geburtsgewicht allein ist nicht ausschlaggebend. Ich habe ein winziges Baby mit einem Geburtsgewicht von 800 Gramm gesehen, das nach zwei Wochen reif für die erste Känguruh-Sitzung war, weil ihm eine neuentwickelte Surfactant-Therapie (eine Behandlung mit ›Schmierstoffen‹, die das Zusammenfallen der Lungenbläschen verhindern) früh zu einer besseren, selbständigen Atemtätigkeit verholfen hat. Andererseits habe ich ein 2500-Gramm-Baby in so schlechter Verfassung gesehen, dass sich die Känguruh-Methode bei den vielen Schläuchen und der ständigen Pflege, von denen es abhing, einfach nicht verwirklichen liess.

Im allgemeinen geben wir bei einem Gewicht über 1500 Gramm grünes Licht für die Känguruh-Methode, wenn zusätzlich noch folgende Kriterien erfüllt sind:

– Die Schwangerschaftsdauer betrug mindestens 28 Wochen, oder das Konzeptionsalter des Kindes beträgt mindestens 30 Wochen (damit ist die Schwangerschaftsdauer plus die anschliessende Lebenszeit gemeint).
– Das Beatmungsgerät ist stabil eingestellt.
– Das Baby liegt im Brutkasten oder im offenen Bettchen.
– Die Medikamentendosis ist inzwischen konstant.«[49]

Folgender Auszug aus einem Vortrag von Dr. Ruth D. Rice[50] möge der weiteren Überzeugung dienen. Sie beschreibt ein Programm, welches mit Unterstützung von UNICEF von Dr. Edgar Rey und Dr. Hector Martinez in Bogota, Columbien, durchgeführt wurde und das weltweit Aufmerksamkeit erregte (Übersetzung von J. W.):

---

49 Ludington und Golant: Liebe geht durch die Haut, S. 110
50 Vortrag am ISPPM World Congress, Prenatal and Perinatal Psychology and Medicine, May 1992, Cracow, Poland

»Im San Juan de Dio Spital in Bogota werden jährlich 11000 Babies geboren. Die Betreuung der frühgeborenen Säuglinge war ungenügend wegen Mangel an Personal, Medikamenten und Geräten. Im Jahre 1979, in einem verzweifelten Versuch, mehr Frühgeborene zu retten, führten Dr. Edgar Rey und Dr. Hector Martinez im Spital ein Verfahren ein, das eingeborene Mütter mit ihren Neugeborenen seit Jahrhunderten in den Urwalddörfern verwendet hatten. Drs. Rey und Martinez nannten diese alternative Handhabung ›Känguruh-Methode‹. Sie baten UNICEF, eine Studie im San Juan Spital, die sie ›Home Care Low Birth Weight Program‹ nannten, zu unterstützen. Mit der Methode stieg die Überlebensrate für die sehr niedrig gewichtigen Babies im Programm zwischen 500 und 1000 Gramm von 0% auf 72%. Für jene mit einem Gewicht zwischen 1000 und 1500 Gramm stieg die Überlebensrate von 28% auf 80%. Zusätzlich wurde die Mutter-Kind-Bindung verstärkt, was eine konstante, gute Betreuung von den Müttern sicherte.

Die Informationen über die Studie wurden von UNICEF veröffentlicht, und in den 80er Jahren begannen mehrere Spitäler in Europa den Eltern zu erlauben, ihre winzigen, frühgeborenen Babies auf die ›Känguruh-Art‹ zu tragen. Ab 1985 wendeten Spitäler in Schweden, Norwegen und Finnland ›Känguruh‹ in der Intensivstation für Säuglinge mit Atemproblemen an. Das Pflegepersonal und die Eltern waren begeistert über den rapiden Fortschritt der Säuglinge. Viele gingen von künstlich unterstützter zu selbständiger Atmung über. Die Anzahl der Atemstillstände wurde stark reduziert. Die erste kontrollierte Studie wurde in Düsseldorf durchgeführt und zeigte gute Resultate. 1989 führte Rice die Känguruh-Methode im Mautner Markofschen Spital in Wien ein. Eltern und Pflegepersonal waren begeistert von den physischen und psychologischen Reaktionen auf den engen Körperkontakt mit den Müttern. Man erlaubt den Kindern, bei den Müttern zu bleiben, solange sie wollen. Das können 1 bis 3 Stunden mehrmals täglich sein.

Die physiologischen und psychologischen Vorteile einer aufrechten Haltung mit Haut-zu-Haut-Kontakt mit der nackten Brust und den Brustwarzen der Mutter können für das Frühgeborene ein mächtiger Impuls sein für Wachstum und Entwicklung.

Folgende positive Resultate können von der Känguruh-Methode erwartet werden:

1. Weniger unregelmässige Atmung und weniger Apnoe (Atemstillstand).
2. Schnellere Gewichtszunahme.

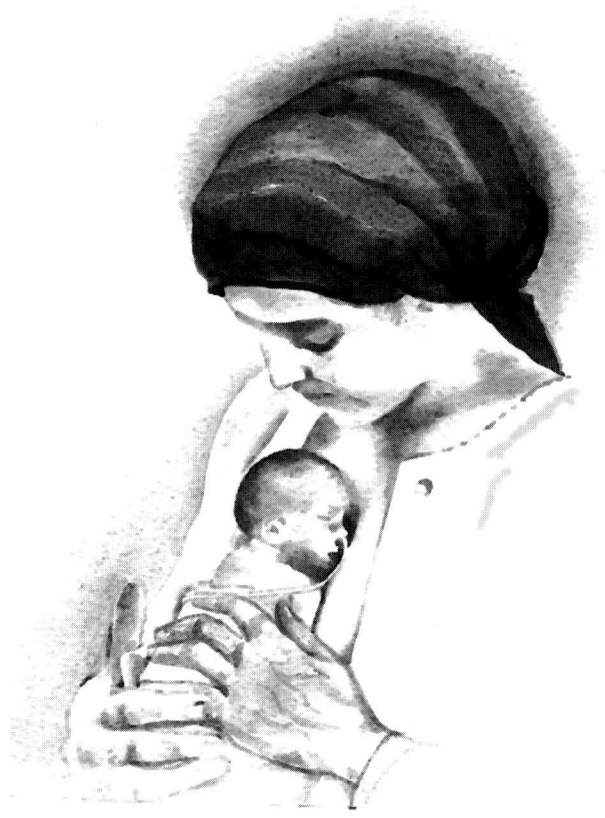

Das »Einnisten« an der Brust der Mutter.

3. Babies haben es am Körper der Mutter wärmer und behalten eine konstante Temperatur. Oft scheinen Mütter und ihre Kinder in einer thermischen Synchronie zu sein. Die Temperatur der Mutter steigt, wenn die des Kindes tief ist.
4. Der Sauerstoffdruck (TcP02) bleibt konstanter, was verschiedene Komplikationen ausscheidet.
5. Praktisch kein Weinen während ›Känguruh‹.
6. Der Säugling ist ruhiger und aufmerksamer und nimmt mehr Augenkontakt auf.
7. Eine leicht erhöhte Herzfrequenz, was ein positives Zeichen ist, da Bradycardie[51] ein Problem sein kann.
8. Es gibt keine Zunahme von Infektionen bei den Kindern.

9. Die Möglichkeit zu stillen wird erhöht, da die Säuglinge sehr nahe bei den Brustwarzen liegen. Die Mütter neigen dazu, länger zu stillen und mehr Milch zu produzieren als andere Mütter, die ihre Kinder stillen.
10. Die Babies haben einen charakteristischen Ausdruck von Frieden und Freude im Gesicht, was bedeuten könnte, dass das Limbische System und daher auch das Immunsystem beteiligt sind.
11. Babies lächeln früher und öfter.
12. Es gibt mehr Gelegenheit zur Bindung an beide Eltern, da sowohl Vater wie Mutter das Kind auf die Känguruh-Art tragen können.

Das Plazieren auf der nackten Brust eines Elternteils hat einen sehr fördernden Einfluss auf den unregelmässigen Atem, der so typisch bei Neugeborenen ist.«[52]

Die oben beschriebenen Vorteile der Känguruh-Methode leuchten ein. Sie entsprechen dem Kontinuum-Prinzip und erfüllen eine ganze Reihe der Grundbedürfnisse des Säuglings: Nähe der Mutter, taktile (Berührung), auditive (Herztöne, Stimme) und visuelle Reize (Blickkontakt) usw. Wie die Studien zeigen, ist die Körperlage des so auf der Brust getragenen Säuglings auch für die Unterstützung der Atmung von Bedeutung.

Wenn man obige Publikationen liest, kann man hoffen, dass diese einfache, äusserst wirksame und zudem kostensparende Methode bald in jedem Spital Bestandteil der Therapie für kranke Neugeborene und Frühgeborene ist. Alle Beteiligten profitieren davon – angefangen bei den Krankenkassen und Spitälern, die ungeheure Summen sparen, bis zum Kind und – wenn wir in die Zukunft schauen – bis zu einer friedfertigeren, intelligenteren Jugend.

---

51 Bradycardie = langsame, regelmässige oder unregelmässige Herzschlagfolge

52 R. Rice: The Kangaroo Method: Benefits of immediate and intensive Body contact of Mother with their Premature Infants, ISPPM World Congress, Polen 1992

# Süchtig geboren

«Besinnt euch auf eure Kraft,
und dass jede Zeit eigene
Antworten will.«[53]

Ich möchte noch speziell diese wachsende Gruppe extrem benachteiligter Babies erwähnen, denn gerade sie werden von den hier beschriebenen Behandlungsmethoden profitieren. Seit Jahren erscheinen in der Presse Artikel, die über eine drastische Zunahme süchtig Geborener berichten. So zum Beispiel in der »Weltwoche« 1992:

»Gemäss Schätzungen von Experten leben in der Schweiz 1500 bis 2000 Kinder, deren Mütter oder Eltern drogenab-

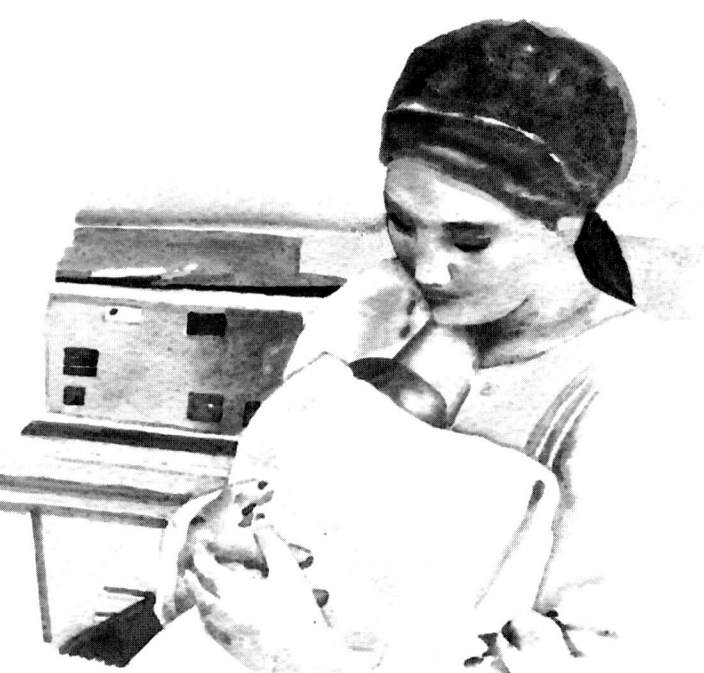

Das Frühchen wird zugedeckt und warm gehalten.

hängig sind. 1987 verzeichnete die Frauenklinik des Zürcher Universitätsspitals eine sprunghafte Zunahme sogenannter ›Drogenbabies‹: Von ein bis zwei Fällen pro Jahr auf zwölf bis inzwischen zwanzig stieg die Zahl der Säuglinge, deren Mütter während der Schwangerschaft Heroin, Methadon und seltener Kokain konsumierten.
Schrille Schreie, schnelles Atmen, Zittern, Schwitzen und Verkrampfen – das sind Symptome Neugeborener von drogen und medikamentensüchtigen Müttern. [...] Eine Studie unter der Leitung von Hans-Ulrich Bucher brachte es ans Licht: Bei 31 von 425 untersuchten Neugeborenen (mehr als 7 Prozent oder jedes vierzehnte) fanden sich Drogen im ersten Stuhl (Mekonium). Nämlich Opiate, Amphetamine, Methadon, Kokain, Cannabis und Beruhigungsmittel.«[54]

Soer und Stratenwerth schreiben:

»Den Betroffenen selbst ist lange bekannt und vertraut, was in der deutschen Drogenhilfe und -politik bis heute kaum ein Thema war: Auch Heroinabhängige haben Kinder, und die meisten versuchen, mit ihnen zusammenzuleben.
... Nach Angaben der deutschen Hauptstelle gegen die Suchtgefahren gab es 1991 rund 120 000 Heroinkonsumenten in der Bundesrepublik. [...] Etwa ein Viertel der Heroinabhängigen haben nach internationalen Schätzungen Kinder, oft mehr als eins. Auch mit diesen vagen »Eckwerten« kommt man zu dem Schluss, dass eine Schätzung von 20 000 bis 30 000 Kindern von Heroinabhängigen (in der Bundesrepublik) realistisch sein könnte.«[55]

Selbst wenn diese Schätzungen zu hoch sein sollten, müssen wir akzeptieren, dass eine zunehmende Zahl

53 Willy Brandt
54 Barbara Lukesch in: »Weltwoche« v. 18. Juni 1992
55 Soer und Stratenwerth: Süchtig geboren, S. 10, Rasch & Röhring Verlag

von Kindern beim Start ins Leben durch die Alkohol- oder Drogensucht ihrer Mutter schwer benachteiligt ist, und einige von ihnen an schweren Entzugserscheinungen leiden. Nach Soer und Stratenwerth gibt es für süchtig Geborene in der Bundesrepublik keine offiziellen Zahlen, und sie erwähnen, dass in deutschen Entbindungskliniken manchmal Entzugserscheinungen bei Neugeborenen gar nicht erkannt werden. Einen schlimmeren Start, als süchtig geboren zu werden, kann man sich kaum vorstellen. Allein zu sein auf Entzug mit Schmerzen und Ängsten ist ein ungeheurer Stress und verschleisst das wenige an vorhandener Energie, die für den Überlebenskampf notwendig wäre. Die hier beschriebenen taktilen Behandlungsmethoden und begleitenden Massnahmen eignen sich für diese Kinder vorzüglich: Polarity-Behandlungen oder Massagen können mit grossem Vorteil mehrmals täglich während 5 bis 15 Minuten ausgeführt werden. Das Tragen dieser Kinder am Körper und lange Känguruh-Sitzungen drängen sich geradezu auf.

*Jedes Mittel, welches hilft, zu beruhigen oder angenehme Erfahrungen mit Berührung zu machen – und sei es auch nur für kurze Zeit –, ist von unschätzbarem Wert.*

Für Kinder süchtiger Mütter können die *Bach-Blüten* eine grosse Hilfe sein. Sie mildern die Panik und den Stress. Sie können ohne Bedenken neben anderen Medikamenten risikolos verabreicht werden. Und – im Spitalbetrieb ein wichtiges Plus – die Bach-Blütentherapie beansprucht keine Zeit. Im folgenden Kapitel über die Bach-Blütentherapie werden einige geeignete Mischungen vorgeschlagen. Ein Versuch mit Bädern lohnt sich, denn im *Element Wasser* kann sich der Säugling vielleicht für kurze Zeit entspannen und erholen.

Je früher wir mit einer intensiven Förderung beginnen, desto besser sind in der ersten Lebensphase die Chancen zu helfen. Bei einer grossen Störung wie Sucht sind regelmässige, tägliche Anwendungen noch wichtiger als sonst. Für eine drogenabhängige Mutter wird die Geburt ihres Kindes oft zu einem Wendepunkt. Sie sieht in ihrem Leben wieder einen Sinn, und die neue Aufgabe ist eine starke Motivation, auf Entzug zu gehen. Frauen, die selber schwere Entbehrungen erleiden mussten, fühlen sich oft unsicher im Bemuttern. Ihnen helfen ganz konkrete, praktische Hinweise, wie sie dem Baby angenehme Erfahrungen durch Berührung verschaffen können, wie zum Beispiel mit dem Massieren. Es zeigte sich, dass Frauen mit einem verletzten Instinkt mehr Vertrauen gewannen und sich ihre Beziehung zum Baby durch die positiven Interaktionen vertiefte, wenn sie ihre Kinder regelmässig massierten. Das ist ein wichtiger zusätzlicher Wert der Massagen, dass sie helfen, belastete Mutter-Kind-Beziehungen zu verbessern.

Der Zeit- und Personal-Aufwand für Neugeborene, die einen Entzug durchmachen müssen, ist enorm. Tägliche »Extras«, wie regelmässige Massagen und Känguruh-Sitzungen, dürften innerhalb der Spitalroutine ziemlich unrealistisch sein. So viel Zeit steht dem Personal einfach nicht zur Verfügung. Es bleibt zu überlegen, ob nicht weitere Familienmitglieder und Helfer von aussen aktiv mithelfen können, wenn die Eltern des Kindes nicht imstande sind, diese Aufgaben voll zu übernehmen. Man denke da zum Beispiel an die Möglichkeit, das grosse, ungenutzte Potential von freiwilligen Helferinnen einzubeziehen. Diese Lösung hat sich bewährt – in Spitälern, welche »doulas« (Begleiterinnen beim Gebären und im Wochenbett) oder »Ammen« einsetzen. Dies sind oft Frauen, deren Kinder gross sind, und die ihre mütterlichen Qualitäten und ihre Erfahrungen zur Verfügung stellen. Sie »adoptieren« zum Beispiel ein frühgeborenes oder krankes Kind, dessen Eltern aus irgendeinem Grund nicht oder in zu kleinem Ausmass zur Verfügung stehen. Sie besuchen es täglich mindestens einmal über längere Zeit, um ihm viel Zuwendung und Körperkontakt zu schenken. Ich selber erlebte eine solche Szene in einem grossen New Yorker Spital in der Frühgeburten-Abteilung. Mitten in all dem Betrieb stand eine Frau, die ein Baby wiegte und sich mit ihm unterhielt. Man erklärte uns, dass sie für dieses Kind die Rolle der »Amme« übernommen habe und jeden Tag mehrere Stunden mit dem Säugling verbringe.

> »Kinder, denen die Nähe der Mutter fehlt, entwickeln oft akute Depressionen, Mangel an Appetit, Gewichtsverlust und oft sogar einen Kräfteverfall, der zum Tode führen kann. Weil man das oft feststellte, wird neuerdings in einigen Kinderkliniken dafür gesorgt, dass Frauen sich freiwillig zur Verfügung stellen, die solche Kinder in die Arme nehmen, streicheln, wiegen usw. (Wie man sagt, sind die Ergebnisse erstaunlich).«[56]

Montagu beschreibt weiter, wie ein amerikanischer Arzt dieses zusätzliche »Bemuttern« für die Babies in seiner Klinik einführte:

> »Aber es war Fritz Talbot, der die Idee ›zärtlicher Liebe und Fürsorge‹, zwar nicht eben in diese Worte gefasst, aber in der Praxis von Deutschland zurückbrachte, das er vor dem ersten Weltkrieg besucht hatte. Als er die Düsseldorfer Klinik besichtigte, führte ihn Dr. Arthur Schlossmann, der Chefarzt, durch die einzelnen Stationen und Säle. Die Räume waren sauber und ordentlich gehalten, aber Dr. Talbot sah zu seiner Verwunderung, dass eine dicke Frau ein sehr elendes und kränkliches Kind auf die Hüfte gesetzt hatte und so herumtrug. ›Was ist denn das?‹, fragte Dr. Talbot. ›Oh, das ist die alte Anna. Wenn wir medizinisch alles für ein Kind getan haben und es trotzdem nicht gedeiht, geben wir es in ihre Fürsorge, und sie hat noch nie versagt‹.«[57]

»Oh, das ist die alte Anna, die hat noch nie versagt.«

56 J. L. Halliday: Psychological Medicine, zitiert in Montagu S. 65
57 Montagu: Körperkontakt; Konzept der Humanwissenschaft, Klett Verlag, S. 66

Wieder ein einfaches, fast »primitives« Mittel. Primitiv bedeutet nach Duden urtümlich, urzuständlich. Prim bedeutet das Erste, Unteilbare, das, was zuerst kommt. Urbedürfnisse sind »primitiv« und wollen eine urtümliche Antwort: die dicke Anna, die Urmutter. Die Sonden, die Spritzen, die Monitoren ermöglichen das biologische Überleben. Die gütigen Hände einer Schwester und die Wärme einer dicken Anna antworten auf ein primäres Bedürfnis, nicht minder wichtig für das Überleben. Leboyer hat recht, wenn er uns immer wieder daran erinnert, dass der Säugling vor allem anderen Liebe braucht, wenn er gedeihen soll. Wenn es uns gelingt, diese primären Dinge mit der High-Tech zu verbinden, dürfen wir mit erstaunlichen Erfolgen rechnen. Ein Mensch ist erst gesund, wenn er glücklich ist und seine Augen strahlen. Alles andere ist Stückwerk.

### Die Mutter auf Entzug

Eine Mutter, die sich für den Entzug entschieden hat, braucht unsere ganze Unterstützung. Ein Entzug, der nicht aus ganzheitlicher Sicht begleitet wird, hat eine schlechte Prognose. Hier ist neben der medizinischen Hilfe, Beistand auf allen Ebenen der Persönlichkeit sowie im finanziellen und sozialen Umfeld imperativ. Jeder Heilungsprozess hängt von vielen Faktoren ab. Substitutionsmedikamente allein genügen für den Drogenentzug nicht. Neben den medizinischen Massnahmen und der Psychotherapie, die Süchtigen üblicherweise angeboten werden, findet der Ernährungszustand der Patientinnen praktisch keine Beachtung. Die Ernährung ist jedoch einer der bestimmenden Faktoren jeder ganzheitlichen Therapie und spielt auch beim Entzug eine wesentliche Rolle.

Süchtige leiden an Appetit-Mangel und ernähren sich meistens katastrophal schlecht. Zudem führt der Dauerstress zu zusätzlichem Verschleiss von wichtigen Vitamin- und Mineralstoffen, was die Unterernährung noch verstärkt. Die Unterversorgung an essentiellen Stoffen beeinflusst das affektive Befinden: die Betroffenen sind mut- und lustlos, die Antriebskraft fehlt, und sie erleben einen Misserfolg nach dem anderen. Wir wissen heute, dass Mineralstoff- und Vitaminmangel das Grundbefinden, das Lebensgefühl und den Charakter verändern. Es ist für einen gesunden Menschen sehr schwierig und braucht grosse Disziplin, um Essgewohnheiten zu ändern. Für Süchtige, die verlernt haben, auf ihre körperlichen Bedürfnisse auch nur im geringsten zu achten oder sie überhaupt wahrzunehmen, ist die Aufgabe gigantisch. Sie brauchen Hilfe mit der Ernährung – keine Fabriknahrung, Junk-food, schnelle Imbisse, Soft Drinks und einen Haufen Zucker, sondern lebendige, vollwertige Nahrung.

Selbst wenn die Diät verbessert wird, genügen die aus der Nahrung gewonnenen Substanzen nicht, die grossen Mängel zu beheben. Es braucht eine weitere Unterstützung, um dem Körper die dringend notwendigen Stoffe zuzuführen. Hier wird die Orthomolekulare Medizin, die Heilkunde über die Wirkung von Nährstoffen, zur unverzichtbaren Hilfe.

## Orthomolekulare Medizin

Die Orthomolekulare Medizin – Medizin der Nährstoffe – beschreibt schon seit Jahren die Wirkung von Vitalstoffen bei der Behandlung verschiedenster Krankheiten, inklusive Sucht. Wir haben Dr. L. Burgerstein ein umfassendes Buch über dieses Thema zu verdanken. Ich zitiere daraus [58]:

»Libby und Stone: Danach ist Drogensucht eine Krankheit, eine schwere Stoffwechselstörung. Ein Hauptgrund des heutigen Misserfolges in der Bekämpfung der Drogensucht liegt nach den Autoren im Konzept der »Kriminalität und Strafe«. Der Drogensüchtige soll als Stoffwechselkranker behandelt werden. Jeder Versuch, das Problem zu lösen, ist von vornherein zum Scheitern verurteilt, wenn es nicht gelingt, die totale Gesundheit wiederherzustellen.

Mit der Steigerung der Qualität und Quantität der Drogen verliert der Süchtige immer mehr und mehr den Appetit. Die Ernährung wird immer schlechter: Vitamin-Protein-Mangel stellt sich ein. Die Drogensüchtigen leiden an Hypoaminoaciduria-Kwashiorkor.[59] Allen Menschen fehlt die Fähigkeit, Vitamin C (Ascorbinsäure bzw. Natriumascorbat) selbst herzustellen und somit den bei Stress stark ansteigenden Bedarf an Vitamin C zu decken.

Eine Ziege von etwa 70 kg wird bei geringem Stress etwa 10-20 g Ascorbinsäure selbst erzeugen, um den physiologischen Bedarf zu decken, und bei physischem und seelischem Stress ein 3- bis 5-faches Quantum.

Der Drogensüchtige muss daher bei dem enormen Stress, dem er ausgesetzt ist, einen physischen Schaden erleiden, wenn er nicht von aussen eine Zufuhr von Vitamin C erhält. Der menschliche Bedarf wird bei starkem Stress auf 20-30g geschätzt, und der Drogensüchtige befindet sich in einem steigenden Vitamin-C-Bedarf, und wenn er nicht gedeckt wird, somit in Lebensgefahr. Die Autoren beschreiben dann, wie sie schwer Drogenabhängige von der Sucht befreien. Der Süchtige erhält Natriumascorbat, Multivitamin– und Multimineralsupplemente sowie vorverdautes Protein, da bei den Drogensüchtigen die Verdauung sehr schlecht funktioniert. Die Dosis von Natriumascorbat hängt vom Ausmass der Vergiftung mit der betreffenden Droge zusammen, aber es werden immer wenigstens 25g verabreicht: sie kann auch das 3- bis 5-fache, in einzelnen Fällen sogar noch mehr betragen. Diese Dosen werden 4-6 Tage gegeben.«[60]

Eine andere Autorin, Vitalstofftherapeutin B. Mäder schreibt über Vitamin C:

»Prof. Linus Pauling schätzt den täglichen Bedarf auf 75mg

58 Dr. L. Burgerstein: Heilwirkung von Nährstoffen – Orthomolekulare Medizin, Haug Verlag

59 Kwashiorkor = schwerer Eiweiss- und Vitaminmangel-Zustand
60 Bericht 1977 Libby + Stone: The Hypoascorbemia-Kwashiorkor Approach to Drug Addiction Therapie, in: Burgerstein, S. 253

bis 12 g. Das Vitamin C ist das Allerweltsvitamin für unseren Körper, das er wirklich in grossen Mengen verbraucht, sofern er es bekommt. Es ist verantwortlich für die Aktivierung des gesamten Abwehrsystems. Es schützt unseren Körper, indem es die Synthese von Interferon unterstützt (Hemmstoffe, welche gegen Viren wirken. [Anm. d. Verf.]) Es gelingt dem Vitamin C, viele der Umweltgifte und chemischen Nahrungszusätze unschädlich zu machen: z.B. Nitrate, Nikotin, Drogen, Tabletten usw. Es verstärkt den Schutz vor Allergien.«[61]

doch nicht in den Fehler verfallen und die Mineral- und Vitalstoffzusätze als Ersatz für eine vollwertige Ernährung ansehen. Die natürliche Ernährung ist ein Grundpfeiler der ganzheitlichen Therapie.

Der Vitamin-C-Bedarf schwankt stark und hängt von vielen Faktoren wie Infekten, Stress usw. ab. Bei der heutigen Umweltbelastung und den Essgewohnheiten mit denaturierten, ungereiften Lebensmitteln wird der Bedarf durch die tägliche Nahrung nicht gedeckt. Kommen infektiöse Krankheiten dazu, steigt die benötigte Menge um ein Vielfaches. Die empfohlenen Dosen der Autoren schwanken dementsprechend. Es gibt Berichte, dass bei akuten Erkrankungen 30 g am Tag und mehr vertragen und benötigt wurden. Burgerstein empfiehlt eine tägliche Dosis von 2 g, Linus Pauling bis zu 12 g für den Normalverbrauch. Der Körper zeigt durch ein Symptom an, wenn die eingenommene Menge genügt: wenn die Toleranzgrenze erreicht ist, entsteht Durchfall.

Sicher ist, dass Drogenkranke ein enormes Defizit haben – nicht nur an Vitamin C, sondern an Vitamin- und Mineralstoffen allgemein. Die von Burgerstein und den amerikanischen Autoren empfohlene orthomolekulare Behandlung verschreibt daher neben den hohen Gaben von Vitamin C Zusätze von Multivitaminen und Multimineralien. Sicher lohnt es sich, bei einem so komplexen und tiefgreifenden Problem wie Sucht, die Ratschläge und Erfahrungen der Orthomolekularen Medizin zu beherzigen. Man soll je-

61 B. Mäder: Richtige Ernährung, glücklicher Körper, Allsan-Verlag, Seite 75

# Bach-Blüten, Hilfe für das kranke Baby

Lasst euch nicht durch die Einfachheit dieser Methode von ihrer Anwendung abhalten, denn je weiter wir in unseren Forschungen voranschreiten, um so deutlicher werden wir das Prinzip der Einfachheit in der gesamten Schöpfung erkennen.

*Dr. E. Bach\**

Diese Therapie ist etwas Einzigartiges und hat sich so sehr bewährt, dass ich sie hier als zusätzliche Hilfe vorstellen will.

Die Bach-Blüten haben in den vergangenen 10 Jahren eine immer weitere Verbreitung gefunden. Sie sind heute auf dem Kontinent und in Grossbritannien in den meisten Apotheken erhältlich. Was Dr. Bach noch vor seinem Tode prophezeite, ist eingetroffen: Seine Mittel werden heute weltweit von Therapeuten und Medizinern und – was er sehr anstrebte – auch von Laien verwendet und sind Bestandteil vieler Hausapotheken.

Dr. Edward Bach (1886-1936), ein erfolgreicher englischer Arzt, entwickelte die Bach-Blütentherapie nachdem er sich zuvor als Forscher und Homöopath international einen Namen gemacht hatte. Noch heute sind sieben von ihm entdeckte Nosoden im homöopathischen Repertorium vertreten. Er war mit dem Erreichten jedoch nie ganz zufrieden und suchte nach einfacheren Lösungen. Er gab Ruhm, Praxis und Vermögen auf und zog aufs Land, um sich der Erforschung wilder Pflanzen zu widmen. Er wollte die von ihm entdeckten Nosoden aus Darm-

*\* aus: E. Bach, Heal thyself*

bakterien durch pflanzliche Mittel ersetzen. Er glaubte:

»So wie Gott in seiner Güte uns Nahrung gibt, so hat er unter die Kräuter des Feldes schöne Pflanzen gereiht, die uns heilen, wenn wir krank sind.«

Bach erforschte die Pflanzen jedoch nicht nach ihren chemischen Substanzen und ihrer Wirkung auf den Körper, sondern nach deren energetischen Eigenschaften, die es vermögen, unseren seelischen Zustand günstig zu beeinflussen. Sein Prinzip ist einfach und ganzheitlich: Krankheit hat mehr mit der Persönlichkeit und dem seelischen Zustand des Menschen zu tun als mit Bakterien. Es ist unser Seelenzustand, unser emotionales und spirituelles Grundbefinden, welche unsere Gesundheit bestimmen. Er glaubte, dass Freude und Lebenssinn Voraussetzungen für einen gesunden Körper sind. So suchte er nach Pflanzen, welche unser inneres Potential erschliessen, blockierte Lebenskraft befreien und schädliche seelische Einstellungen umpolen.

Wie homöopathische Mittel, wirken somit auch die Bach-Blüten auf der Ebene der »Information«, das heisst auf der energetischen Ebene. Jede Pflanze wirkt kraft ihrer spezifischen Schwingung auf das Gemüt und verändert schädliche Verhaltensmuster, die unsere Entwicklung behindern. Die Ebene der Gefühle und Gedanken wird angesprochen. Wie bei den homöopathischen Mitteln, sind auch hier keine chemischen Substanzen nachweisbar. Die Bach-Blüten-Essenzen werden jedoch nicht durch Potenzierung und Verschüttelung hergestellt wie homöopathische Mittel, sondern durch Infusion der Pflanze bei Sonnenlicht am Ort der Gewinnung – in wenigen Fällen durch Abkochungen. Die beiden Methoden unterscheiden sich daher wesentlich, und die Bach-Blüten zählen nicht, wie vielfach angenommen, zu den homöopathischen Mitteln. Die klassische Homöopathie nach Dr. S. Hahnemann, welche sich ebenfalls mit den geistigen und seelischen Symptomen befasst, ist äusserst komplex in ihrer Anwendung und braucht einen geschulten, erfahrenen Therapeuten. Die Bach-Blütentherapie wurde hingegen von Dr. Bach bewusst auch für den Laien und den familiären Gebrauch konzipiert. Ja, Bach betonte sogar, dass er Laien beneide, weil sie krankmachende Ursachen unverdorbener von vielem Fachwissen und spontaner erkennen.

Es stehen uns 38 verschiedene Mittel plus die Notfalltropfen zur Verfügung. Behandelt wird, wie gesagt, nicht das körperliche Symptom, sondern der seelische Zustand, der die Genesung verhindert. Das bedeutet, es kommt für verschiedene Menschen mit demselben körperlichen Problem jeweils ein anderes Mittel in Frage, da ja die Ursache angesprochen werden soll. Das kann zum Beispiel ein fehlendes Selbstwertgefühl sein, mangelndes Vertrauen, Schuldgefühle, Kritiksucht, Heimweh, Ängste usw.

Es sind bei den Bach-Blüten keine Kontraindikationen bekannt. Die Mittel können nicht überdosiert werden und zeigen selbst bei langer Einnahme keine Nebenwirkungen. Ihre Anwendung ist auch bei einer laufenden Behandlung mit chemischen Medikamenten möglich. Die Bach-Blüten-Behandlung eignet sich vorzüglich für Babies. Ich habe bei der Behandlung mit Bach-Blüten bei Säuglingen und Kleinkindern eindrückliche Resultate erlebt. Die Kinder reagierten oft gut, bei akuten wie bei chronischen Zuständen. Ich höre immer wieder von Hebammen, dass sie die Bach-Blüten-Tropfen bei der Geburt für Mutter und Kind mit Erfolg einsetzen.

Da die Bach-Blüten auf der Gefühlsebene helfen, sind sie ein ideales Hilfsmittel für Babies in Intensiv- und Beobachtungsstationen. Die Blütenmittel eignen sich vorzüglich als ergänzende Therapie zu den schulmedizinischen Massnahmen. Ich möchte sie Lesern, welche die Therapie noch nicht kennen, sehr empfehlen, denn ich sehe keinen Grund, warum dieses vorzügliche Hilfsmittel nicht auch für Kinder im Spital eingesetzt werden soll. Wir sollten den Mut aufbringen, solche Wünsche mit dem Arzt zu besprechen, auch auf die Gefahr hin, dass er uns ein wenig belächelt. Viele Schulmediziner haben Mühe, an die Dynamik solch feinstofflicher Therapien zu glauben. Es ist jedoch schade, wenn wir uns durch eine solche Meinung davon abhalten lassen, einem kranken Kind zu helfen.

*Einige der Blüten, die sich bei Säuglingen bewährt haben:*

*Star of Bethlehem:*
Nr. 29 (Ornithogalum umbellatum; Doldiger Milchstern)
Ich fand diese Blüte eines der wichtigsten Mittel für Säuglinge. Es hilft bei:
– unverarbeitetem Schock wie z.B. Geburtstraumen, Trennungen, Operationen, Hospitalisation usw.

*Wild Rose:*
Nr. 37 (Rosa canina; Heckenrose)
Ist das Mittel für den beschriebenen Zustand »inability of action«.
– Apathie, Verlust der Lebensfreude, Verlust jeglicher Energie, Kraftlosigkeit, lähmende Gleichgültigkeit, Resignation nach wiederholter Enttäuschung

*Honeysuckle:*
Nr. 16 (Lonicera caprifolium; Geissblatt)
– Sie ist das Heimwehmittel.

Wir können Säuglingen und Kindern wunderbar helfen mit dieser Bach-Blüte, wenn sie Heimweh haben oder unter der Trennung von der Mutter leiden. Aber auch, wenn wir den Eindruck haben, dass ein Neugeborenes »nicht richtig ankommen« will.

*Aspen:*

Nr. 2 (Populus tremula; Espe)
– Bei plötzlichen Ängsten, Zittern, Herzjagen, bei Entzugserscheinungen

*Rock Rose:*

Nr. 26 (Helianthemum nummularium; Gemeines Sonnenröschen)
– Das Mittel für panische Angst und grossen Schreck. Wenn das Kind ausser sich ist vor Angst: bei Alpträumen, bei Eingriffen

*Olive:*

Nr. 23 (Olea europaea)
– Olive stärkt bei Erschöpfung nach langer Krankheit oder andauernden schwierigen Umständen, nach langanhaltender Anstrengung

*Crab Apple:*

Nr. 10 (Malus pumila; Holzapfel)
– Hilft Entgiften: bei Suchtproblemen, nach Antibiotika und anderen Medikamenten

*Red Chestnut:*

Nr. 25 (Aesculus carnea; Rote Kastanie)
– Ein Mittel für die Mutter, welche sich um ihr Kind dauernd Sorgen macht. Sie gewinnt dadurch mehr Vertrauen und kann besser loslassen: z.B. beim Spitalaufenthalt des Kindes, beim Abstillen, wenn das Kind in den Kindergarten muss usw.

*Die Notfall-Tropfen – Rescue Remedies:*

Die Notfall-Tropfen sind in unzähligen Hausapotheken und Handtaschen griffbereit. Ihre sofortige Wirkung ist bekannt. Mütter verabreichen sie ihren Kindern bei kleinen und grösseren Verletzungen, wenn sie zum Zahnarzt müssen oder ein Examen vor sich haben und nervös sind. Erwachsene nehmen sie in Stress-Situationen und bei grossen Ängsten und Herausforderungen.
Beim hospitalisierten Kind werden sie helfen, Ängste zu lindern und Eingriffe, Trennung und Schock besser zu verarbeiten.

*Bei hospitalisierten Säuglingen und Kindern*
*verabreicht man die Notfall-Tropfen*
*vor und nach Eingriffen oder Operationen,*
*bei Traumen jeder Art,*
*Trennung von der Mutter und bei Ängsten*

*Bach-Blüten-Kombinationen*
Es ist möglich, die verschiedenen Mittel zu mischen. Folgende Kombinationen sind nur vier Möglichkeiten von vielen:

| | | |
|---|---|---|
| 1. | Star of Bethlehem | Zur Schockverarbeitung |
| | Honeysuckle | Bei Heimweh und Trennungsschmerz |
| | Olive | Zur Kräftigung |
| 2. | Rock Rose | Bei Angst und Panik |
| | Star of Bethlehem | Zur Schockverarbeitung |
| | Crab Apple | Zur Entgiftung bei Medikamenten, bei Sucht |
| 3. | Wild Rose | Für Energie und Lebensfreude, bei Resignation, Kräfteverlust |
| | Star of Bethlehem | Zur Schockverarbeitung |
| 4. | Aspen | Angst mit Zittern und/oder Schwitzen |
| | Crab Apple | Zur Entgiftung, bei Sucht, Antibiotika |
| | Sweet Chestnut | Verzweiflung, Einsamkeit, Erschöpfung |

*So werden die Mittel zubereitet:*

Wenn Sie selber kein Set haben, wird man Ihnen das oder die Mittel Ihrer Wahl in einer Apotheke oder Drogerie abfüllen. Normalerweise ist das eine Verdünnung aus dem Konzentrat des gewählten Mittels oder der Mittel in einem 30ml-Fläschchen.

Wenn Sie ein Set zur Verfügung haben, verdünnen Sie wie folgt:

1 Tropfen aus dem Konzentrat des gewählten Mittels auf je 10 ml Wasser, d.h. 3 Tropfen, wenn Sie ein 30ml Fläschchen nehmen.

Das verwendete Wasser für die Verdünnung sollte möglichst rein sein, z.B. ein gutes, kohlensäurefreies Mineralwasser oder Quellwasser, sofern vorhanden. Bei den Verdünnungen für Erwachsene gebe ich, wenn nur Leitungswasser zur Verfügung steht, ein paar Tropfen Cognac, Kirsch oder Essig bei zum Haltbarmachen. Die »Stock-Bottles« (die Konzentrate) sind praktisch unbegrenzt haltbar. Ich finde jedoch, dass es besser ist, die Verdünnungen innerhalb von ca. 6-7 Wochen zu gebrauchen und dann wieder neu zu mischen. Verdünnungen scheinen mit der Zeit an Wirkkraft zu velieren.

*Dosierung:*

**4 Tropfen 4 x täglich**
**vor oder zwischen den Mahlzeiten und vor dem Schlafen**
**oder in akuten Fällen stündlich 4 Tropfen**

Man gibt die Tropfen direkt auf die Zunge oder nimmt sie in etwas Wasser ein. Am besten behält man sie einen Moment im Mund, damit sie über die Schleimhäute wirken. Babies werden sie direkt mit einer Pipette in den Mund gegeben. Bei Säuglingen mit einer Magensonde werden zwei Tropfen in den Mund geträufelt.

Die Bach-Blüten werden so lange verabreicht, wie es der Zustand erfordert. Ein paar Tage, bis die akute Situation vorbei ist, Wochen oder gar Monate, wenn es sich um langanhaltende Probleme handelt. Es kann nicht überdosiert werden.

Die Tatsache, dass nicht überdosiert werden kann, könnte zu falschen Schlussfolgerungen führen. Unterschätzen Sie die Wirkung dieser sanften Blütenmittel jedoch nicht. Die Methode hat sich seit über 50 Jahren weltweit bewährt.

Möge diese kurze Einführung in die Bach-Blütentherapie Fachleute und Eltern dazu veranlassen, die Mittel näher kennenzulernen und vielen Babies damit Erleichterung zu bringen. Wer die Mittel erst einmal näher kennt, wird sie nicht mehr missen wollen. Sie sind in der Familie wie ein guter Freund, der bei gross und klein über allerlei Hürden hinweghilft.[62] Die Blüten sind, da sie ganzheitlich helfen, nicht nur bei Krisen gut zu gebrauchen, sondern werden zum Begleiter auf dem inneren Weg der Selbstentfaltung.

Bach-Blüten-Sets aus englischer Originalproduktion sind in vielen Apotheken erhältlich. In ebenso guter Qualität werden die Mittel in der Schweiz von der Firma Phytomed aus einheimischen Wildpflanzen hergestellt.[63] Die Sets mit den 39 »Stock-Bottles« (Konzentrate) sind eine recht teure Anschaffung. Sie reichen jedoch für eine grosse Zahl von Mischungen. Ich habe mit meinem Set hunderte von Klienten behandelt und die Blüten für gross und klein in der Nachbarschaft gemischt – und das Set ist noch lange nicht leer. Vielleicht macht eine gemeinsame Anschaffung für mehrere Familien oder den ganzen Wohnblock die Sache erschwinglich und gibt erst noch Anlass zum Austauschen von Erfahrungen und Gelegenheit zur gegenseitigen Unterstützung.

Im nächsten Kapitel möchte ich Ihnen noch einige Hinweise geben, wie Sie Ihr Einfühlungsvermögen und Ihre Heilkräfte vertiefen können.

62 Siehe Literaturverzeichnis
63 Phytomed, CH-Hasle-Rüegsau

# IV. Den Kreis durchbrechen

## Der innere Weg des Heilers und Erziehers

Einfühlungsvermögen und Liebesfähigkeit sind nicht Gaben des Intellekts, sondern sind die Frucht einer tiefen Selbsterkenntnis.

Die in diesem Buch vorgestellten Heilmethoden mögen vielen Eltern und Kindern Freude schenken und in gesunden Tagen sowie in schwierigen Situationen und bei Krankheit helfen.

Berücksichtigen Sie immer, dass Techniken immer nur Richtlinien sind und erst durch unsere Hingabe und durch unser Einfühlungsvermögen lebendige Heilkraft entwickeln. Wenn die Methoden Ihnen und Ihren Kindern Freude und Wohlbefinden bereiten, sind Sie auf dem richtigen Weg. Sie werden erleben, dass Ihr Selbstvertrauen stetig wächst, und Sie sich mehr und mehr auf Ihr Gefühl verlassen können. Dieses Handeln und Erziehen aus einer inneren Sicherheit heraus ist heute wichtiger denn je. Es ist wahrscheinlich nicht übertrieben zu behaupten, dass Eltern noch nie so viel über Pflege und Erziehung wussten und ihren Kindern so viel bieten konnten wie gerade jetzt. Doch das scheint unsere Aufgabe nicht leichter zu machen. Nach einer ersten Phase der Euphorie überholt uns oft eine grosse Erschöpfung, und der Familien-Alltag ist weit weg vom Idealbild, das uns vorschwebte.

Literatur und Weiterbildung machen uns offensichtlich nicht automatisch zu guten Eltern. Wir wissen alle aus Erfahrung, dass weder Bücherwissen noch ein Psychologie-Studium Garantien sind für glückliche Beziehungen und Familien. Es scheint mit der Erziehung zu sein wie mit der Geburtshilfe, von der

Odent sagte, dass wir noch nie vo viel wussten und gleichwohl so wenig davon in die Tat umsetzen. Überall besteht die gleiche zermürbende Diskrepanz zwischen dem, was wir wissen und anstreben und dem, was uns effektiv gelingt. Und gerade dort, wo wir uns bei den Kindern besonders Mühe geben, scheinen wir in Schwierigkeiten zu geraten oder gar die Fehler unserer Eltern zu wiederholen – was wir doch unbedingt vermeiden wollten.

Aber wir sind die Kinder unserer Eltern, und unsere Vergangenheit hat uns geprägt. Wir bringen die Erfahrungen und Verletzungen unserer Jugend mit in unsere Beziehungen, und sie beeinflussen unser Verhalten, ob wir es wollen oder nicht. Es heisst, dass wir unsere Verwundungen weitergeben bis in die siebte Generation! Es ist jedoch möglich, diesen Kreislauf zu durchbrechen. Wenn wir unsere Probleme – sei es in der Familie oder im Beruf – als Herausforderung annehmen, bieten sie uns eine Chance zu persönlichem Wachstum. Wir lernen mehr von unseren Kindern als durch sonst irgend jemanden; sie fordern unsere Entwicklung direkt heraus. Das scheint der tiefe Sinn und Zweck jeder Beziehung und Lebenssituation zu sein – dass sie uns weiterbringen in unserer persönlichen Entwicklung.

Was kann uns dabei helfen, einigermassen gute Eltern zu werden und die Familien zu gestalten, die wir unseren Kindern wünschen? Bestimmt erreichen wir die gewünschte Lebensqualität nicht, indem wir noch nachgiebiger werden, noch mehr Dinge anschaffen und noch mehr Ablenkungen und Vergnügungen organisieren. Das haben wir nun schon zur Genüge ausprobiert. Indem wir uns und den Kindern noch mehr materielle Wünsche erfüllen, werden wir die Lösung nicht finden. Die Jugendlichen zeigen uns unmissverständlich, dass sie dadurch nur noch unzufriedener werden.

Die Antwort liegt auf einer anderen Ebene und hat mit inneren Werten zu tun. Eine grosse, unstillbare Sehnsucht nach echtem Glück und Frieden bewegt uns weiter. Wir alle möchten glücklich sein. Wir alle sind umgeben von Menschen, die sich nach Wärme, Zuneigung, Freundschaft und Liebe sehnen. Wir brauchen die Gemeinschaft mit anderen. Diese Grundbedürfnisse sind auch beim erwachsenen Menschen noch vorhanden. Wir sind und bleiben zum Teil das kleine Kind, das wir waren. Und dieses innere Kind hat auch im Erwachsenenalter noch Bedürfnisse und Wünsche, wie sie Kinder eben haben. Die westliche Kultur, in die wir geboren wurden, lässt wenig Raum für dieses kindliche Gemüt, für das Spielerische und Spontane. Viel zu früh müssen wir erwachsen und vernünftig sein. Wir verdrängen die Wünsche, den Übermut und die Abenteuerlust des inneren Kindes. Aber die gähnende Langeweile lässt sich weder mit Fernseher noch mit Computergames vertreiben, die Leere ist dadurch nicht zu füllen. Wir haben die kindliche Neugier und den lebhaften Drang verloren, alles zu erforschen und zu erkunden. Wir spalten die Lebensfreude und göttliche Weisheit ab, die uns als Kind eigen ist. Irrtümlicherweise verwechseln wir diesen Zustand mit Reife. Wenn man in unseren Städten durch die Strassen geht, wirken die meisten Menschen unglücklich und gehemmt. Aber gerade der Zugang zu diesem köstlichen, spirituellen Kind macht das Leben wieder spannend und reich.

Das Lösen alter Hemmungen und Blockaden wird unsere Lebensfreude fördern und den inneren Reichtum freigeben. Mehr als andere brauchen unsere Säuglinge und Kinder erfüllte, glückliche Erwachsene. Der innere Heilungsprozess der Eltern und Erzieher nützt Kindern mehr als alles andere, was wir ihnen bieten.

Ich selber durfte, was diese Gesetzmässigkeiten betrifft, eine wichtige Erfahrung machen, die ich hier beschreiben will. Ich hoffe, das Beispiel kann dem einen oder anderen Leser dienen:

Mir ging es wie vielen anderen Frauen: Es war für mich ganz klar, dass ich eine Familie haben wollte. Ich freute mich sehr auf meine Kinder, und es stand mir viel Zeit zur Verfügung. Aber als ich dann Mutter war, fand ich die Aufgabe doch nicht so einfach. Das erstaunte mich zuerst, denn ich hatte als junges Mädchen schon früh meine Cousinen und andere Babies aus der Nachbarschaft gehütet. Als ich mit 19 Jahren in England als Au-pair-Mädchen arbeitete, vertraute man mir zwei kranke Babies an, für die ich praktisch den ganzen Tag allein verantwortlich war. So sammelte ich einiges an Erfahrungen. Bei meinen eigenen Kindern begegnete ich jedoch unerwarteten Schwierigkeiten. Ich war ängstlicher, und ich wurde unbegreiflicherweise oft von Schuldgefühlen geplagt, die mich verunsicherten und hemmten. Ich war ziemlich hilflos.

Da kam mir eines Nachts mein Unterbewusstsein zu Hilfe. Ich hatte einen eindrücklichen Traum, der Weichen stellte für meinen weiteren Lebensweg und mir sehr viel aufzeigte über die Zusammenhänge in der Eltern-Kind-Beziehung. In diesem Traum ging ich über eine Wiese und näherte mich einem grossen Schwimmbad. Zu meinem Entsetzen sah ich, dass auf dem Grund des klaren Wassers meine kleine, fünfjährige Tochter lag. Es war schwer zu sagen, ob sie noch lebte, oder ob sie schon ertrunken war, so reglos war sie. Ich erschrak derart, dass ich mit einem Schrei erwachte, bevor ich ins Wasser springen und sie retten konnte.

Ich verstand damals nicht, was mir dieser Traum sagen wollte. Er war mir ein Rätsel, da das ertrinkende Kind ein Mädchen war. Ich selber hatte jedoch keine Tochter, sondern drei Söhne. Da kam mir der »Zufall« zu Hilfe – kurz darauf schenkte mir jemand ein Buch von Fritz Perls über die Bedeutung von Träumen. Ich lernte von ihm, dass Personen und auch Gegenstände in den Träumen Teile unserer eigenen Persönlichkeit darstellen. So fiel es mir wie Schuppen von den Augen, und ich verstand, was der Traum bedeutete: Ich selber war das ertrinkende Mädchen! Der Traum war eine klare Botschaft aus dem Unterbewussten und enthielt einen Auftrag, den es zu erfüllen gab: Ich musste jenem Mädchen helfen, das scheinbar leblos im tiefen Wasser lag. Und ich verstand auch warum, denn als ich fünf Jahre alt gewesen war, erlebte ich mit meinen Eltern und meinen Geschwistern eine für mich dramatische Flucht aus Deutschland, und unsere Familie wurde auf brutale Weise auseinandergerissen, ein Trauma, das meine ganze Kindheit überschattete.

Nach jenem Traum machte ich mich auf den Weg, diesem inneren Kind zu helfen und seine Schmerzen und Verletzungen ernst zu nehmen. Eine Tochter von C. G. Jung war eine meiner ersten Helferinnen in einem Prozess, der viele Jahre dauern sollte. Sie half mir, meine Mutterbeziehung zu klären, und ich begann langsam, die Verantwortung für mein Leben selber und ohne Schuldzuweisungen zu übernehmen. Nach einer Sitzung, die mir wichtige Zusammenhänge bewusst machte, konnte ich meine Mutter besser verstehen und ihr verzeihen. Daraufhin geschah etwas Sonderbares und Eindrückliches: Zwei Tage nachdem ich meiner Mutter verziehen hatte, erhielt ich von ihr per Post eine Karte. Darauf war ein etwa fünfjähriges Mädchen gemalt, das strahlend dasitzt und die Arme nach seiner Mutter ausstreckt. Die Mutter geht lächelnd, mit offenen Armen auf das Kind zu, um es zu umarmen. Meine Mutter hatte die Karte an dem Tag geschrieben und weggeschickt, als ich den inneren Durchbruch erlebt und ihr verziehen hatte! Dies ist ein Beispiel dafür, wie Familienmitglieder verbunden sind und eine Veränderung beim einen immer alle berührt.

Einige Jahre später, nach viel Therapiearbeit und einer spannenden Reise in die inneren Welten, durfte ich in einem anderen Traum mein wunderschönes

»göttliches Kind« an die Hand nehmen. Oder vielleicht hielt es mich an der Hand?

Die Klärung unserer Beziehung zu Vater und Mutter ist etwas vom Wichtigsten, das wir als Eltern für die nächste Generation überhaupt tun können. Unerledigte Dinge, welche uns aus unserer Kindheit noch belasten, prägen die Beziehung zu unseren Kindern. Wenn wir unseren Eltern gegenüber Dankbarkeit entwickeln und ihnen die alten Enttäuschungen und Schmerzen verzeihen können, wird unweigerlich die Beziehung zu unseren eigenen Kindern tiefer und harmonischer. Das Verzeihen scheint ein fast magischer Schlüssel zu sein. Wir räumen dadurch Hindernisse aus dem Weg, die unsere Entfaltung und Liebesfähigkeit hemmen. Ein sicheres Zeichen, dass die alten Verletzungen heilen und wir innerlich freier werden, ist eine zunehmende, tiefe Freude, die unabhängig ist von allen materiellen Belangen und äusseren Umständen.

Gute Ärzte, liebevolle, einfühlsame Eltern, tiefe Beziehungen wachsen nicht auf dem Boden des Intellekts und in Büchern. Liebesfähigkeit ist die Frucht einer tiefen Selbsterkenntnis. Wenn das Persönliche erschlossen ist, finden wir auch den Zugang zum Du. Kinder brauchen vor allem Menschen, die zu sich selber gefunden haben. Wir dürfen das ungeheure Potential der einzelnen Seele nicht unterschätzen. Einmal erschlossen, lässt sich der innere Reichtum nicht mehr verbergen. Er strahlt aus als eine starke Kraft und Schwingung und berührt alles, was wir in die Hand nehmen.

## Wir haben keine Zeit!

Erst wenn es in mir still geworden ist, wird mir wahre Erkenntnis zuteil. Wenn ich ruhig bin, fliesst wieder frei die Urkraft, und ich höre auf die Stimme der Intuition. Es gibt kein besseres Mittel, die Dinge zu ordnen, als meine täglichen Handlungen so auszurichten, dass sie mir Ruhe und Frieden bringen.

Ich hoffe, dass die in diesem Buch vorgestellten Methoden vielen Kindern, die Spitalpflege benötigen, helfen werden. Solche komplementären Behandlungsmethoden lassen sich gut neben der schulmedizinischen Therapie im Spitalbetrieb einsetzen. Eine ergänzende Partnerschaft beider Richtungen der Medizin dient uns allen. Der zusätzliche Zeitaufwand lohnt sich auf alle Fälle. Sicher ist, dass wir damit viel persönliches Leid und – auf der gesellschaftlichen Ebene – riesige Kosten sparen, und zwar im Gesundheitswesen, bei der Schulung sowie später bei der Bekämpfung der Kriminalität.

Aber wir müssen in die Tat umsetzen, was wir als gut und nützlich erkannt haben. Das ist kein einfacher Schritt. Die Dinge fallen uns nicht leicht in den Schoss, und die äusseren Umstände haben schon manchen idealistischen Ansatz erstickt. Allerhand Hürden scheinen sich aufzutürmen. Zeitmangel (im Privatleben wie in der Spitalpflege) wird immer wieder als eines der grössten Hindernisse genannt. Das Gefühl, nie genügend Zeit zu haben, gehört zum Leben in unserer Zeit. Die bei uns herrschende Unruhe und Vielgeschäftigkeit verhindern viel Gutes. Wir scheinen seltsamerweise zu glauben, ständige Eile und ein prallvoller Terminkalender seien Beweis für ein erfülltes und effizientes Leben. Je gehetzter ein

Mensch ist und je weniger erreichbar, desto höher scheint seine Stellung, desto wichtiger das Business. Es wäre sicher erschreckend, wenn wir abschätzen könnten, wieviel an wertvollem, kreativem Potential der Allgemeinheit verlorengeht, weil unsere Begabungen und unsere Kräfte bei all dem Stress nicht mehr zur Verfügung stehen.

## Oasen der Stille – Quellen der Kraft

Gute Pflege und gute Behandlungen brauchen unsere tiefe, persönliche Zuwendung. So wie der Künstler sich in seinem Werk preisgibt und es belebt, so bringen wir uns selber als Arzt oder Krankenschwester oder Therapeut mit hinein in unsere Heilkunst. Was wir hineingeben von unserem ureigenen Wesen in die Begegnung mit dem anderen, verleiht der Behandlungs-Methode – was für eine Technik auch immer – jene unerklärbare, magische Kraft, die heilt. Wir dürfen nicht resignieren und sollten uns weder vom Zeitdruck noch von äusseren, schwierigen Umständen oder den rigiden Strukturen eines Arbeitsplatzes entmutigen lassen. Es wirkt manchmal nur so, als hätten wir als einzelne, kleine Menschen keinen Einfluss auf die riesigen Probleme, mit denen wir heute überall konfrontiert sind. Im wirtschaftlichen Bereich mögen wir wenig zu sagen haben, oder von unserer beruflichen Stellung her. Aber das sind äussere Dinge. Unsere grösste Macht kommt von innen, vom seelischen Potential. Wenn wir das Augenmerk verschieben von den äusseren, misslichen Umständen auf die Gesetzmässigkeiten der inneren Welten, entsteht sogenannte Synchronizität – die Dinge fliessen nach den Gesetzen einer grossen Ordnung. Das bedeutet nichts anderes, als dass wir es selbst in der Hand haben, von innen her auf die äusseren Umstände zu wirken und unsere Heilkraft zu vertiefen. Die Steigerung dieser inneren Kräfte kommt aus einem vernünftigen, gesunden und friedvollen Lebensstil. Wir sollten möglichst alles, was uns den inneren Frieden raubt, aus unserem Leben verbannen und uns mit jenen Dingen und Menschen umgeben, die uns Freude bereiten und uns fördern. Kreativität und Weisheit kommen aus der Stille, aus dem Zentrum unseres Wesens. Von daher kommt die Kraft zu heilen, jener fröhliche Gleichmut und das Selbstbewusstsein, dass unser Beitrag zählt, und wir die Macht haben, die Dinge zu verändern.

Nach aussen mag Ihr Leben nicht anders erscheinen als ein bescheidenes, unscheinbares Dienen. Aber im Unsichtbaren werden Sie die Dinge bewegen. Sie werden die anderen mit Ihrer Ausstrahlung berühren, inspirieren und ermutigen. Die Menschen werden Ihre Nähe suchen, weil sie sich bei Ihnen wohl fühlen. Die Babies, die während ihrer Krankheit bei Ihnen in Pflege waren, werden ein wenig mehr Licht mitnehmen auf ihren Weg.

Einer meiner berühmten Landsmänner beschreibt das so:

> »Die grossen Ereignisse der Weltgeschichte sind im Grunde genommen von tiefster Belanglosigkeit. Wesentlich ist in letzter Linie nur das subjektive Leben des einzelnen. Dieses allein macht Geschichte, in ihm allein finden alle grossen Wandlungen zuerst statt, und alle Zukunft und alle Weltgeschichte stammen als ungeheure Summation doch zuletzt aus diesen verborgenen Quellen des einzelnen. Wir sind in unserem privatesten und subjektivsten Leben nicht nur die Erleider, sondern die Macher einer Zeit. Unsere Zeit – das sind wir.«[64]

---

64 C. G. Jung: Mensch und Seele, aus dem Gesamtwerk ausgewählt von Jolande Jacobi, Walter Verlag

# Dank

Folgenden Menschen möchte ich herzlich danken. Sie sind mitbeteiligt am Entstehen dieses Buches, sie haben mich gelehrt, inspiriert und begleitet und mir immer wieder praktische Hilfe geleistet:

Marlis Holzmann, Pius Studer, Dr. H. R. Suter-Blum, Peter Gmünder, Dr. Ruth Rice, Ellen Breindl, Georg Altermatt und Annegret Bohmert.

Teresa und ihrem Sohn Andrea möchte ich danken, dass sie ihre Geburtsfotos und ihr Geburtserlebnis mit uns teilen.

Alin (und ihren Eltern), dass wir sie beim Massieren fotografieren durften.

Chloe und ihrer Mutter Sharon für die Hilfe bei der Polarity-Behandlung.

Wales, im September 1995

# Literaturverzeichnis

Asper, Kathrin: Verlassenheit und Selbstentfremdung, Walter Verlag

Barth, Markus: Zärtliche Eltern, Pro Juventute Verlag

Beaulieu, John: Polarity Therapie. Das Arbeitsbuch, Sphinx Verlag

Bohmert, Annegret: Lebendige Ernährung, Novalis Verlag, 2. Auflage 1995

Burgerstein, L.: Heilwirkung von Nährstoffen, Haug Verlag

Davis, Adelle: Wir wollen gesunde Kinder, Ceres Verlag

Downing, George: Partnermassage, Goldmann Ratgeber 10742

Fischer, Susanne: Medizin der Erde, Hugendubel Verlag

Gauch, Claire: Die Macht der Zärtlichkeit, AT Verlag

Göbel/Glöckler: Kindersprechstunde, Verlag Urachhaus

Gordon, Richard: Deine heilenden Hände. Eine Anleitung zur Polarity-Massage, Irisiana Verlag

Hafer, Herta: Die heimliche Droge Nahrungsphosphat, D&M Heidelberg

Heinl, Tina: Das Baby-Massage Buch, Junfermann-Verlag

Jung, C. G.: Mensch und Seele, aus dem Gesamtwerk ausgewählt von Jolande Jacobi, Walter Verl. für Ex Libris

Kitzinger, Sheila: Geburtsvorbereitung, Kösel Verlag

Kuntner, Liselotte: Die Gebärhaltung der Frau, Marseille Velag

Leboyer, Frédérick: Das Fest der Geburt, Kösel Verlag

–: Geburt ohne Gewalt, Kösel Verlag

–: Sanfte Hände, Kösel Verlag

Liechti, D. Dr. med.: Gesunde Schwangerschaft, glückliche Geburt

–: Das Hausbuch der werdenden Mutter, Bircher Benner Verlag

Liedloff, Jean: Auf der Suche nach dem verlorenen Glück, Becksche Reihe 224

Ludington-Hoe, S. M./Golant, S. K.: Liebe geht durch die Haut. Eltern helfen ihrem frühgeborenen Baby durch die Känguruh-Methode, Kösel Verlag

Mäder, B.: Vitalstofftherapie, Allsan Verlag

–: Richtige Ernährung, gesunder Körper, Allsan Vlg.

Mendelsohn, Robert S.: Wie ihr Kind gesund aufwachsen kann – auch ohne Doktor, Mahajiva Vlg.

Montagu, Ashley: Körperkontakt, Klett Clotta Verlag

Odent, Michel: Die sanfte Geburt, Kösel Verlag

–: Erfahrungen mit der sanften Geburt, Kösel Verlag

Roche Lexikon Medizin: Hrsg. Hoffmann-La-Roche/Urban & Schwarzenberg, 3. Auflage 1993

Scheffer, Mechthild: Bach-Blütentherapie, Hugendubel/Kailash Buch

Schneider, Vimala: Baby-Massage, Kösel Verlag

Sidenbladh, Erik: Wasserbabies. Geburt und Entwicklung in unserem Urelement, Synthesis Verlag

Siegel, Alain: Fliessende Kräfte, VAK-Verlag

Soer u. Stratenwerth: Süchtig geborene Kinder von Heroin-Abhängigen, Rasch u. Röhring Verlag

Solter, Aletha: Warum Babies weinen, Kösel Verlag

–: Wüten, toben, traurig sein, Kösel Verlag

Tisserand, Robert B.: Das ist Aromatherapie, Bauer Verlag

Verny, Thomas/Kelly, John: Das Seelenleben des Ungeborenen, Ullstein TB

Vonarburg, Bruno: Natürlich gesund mit Heilpflanzen, AT Verlag

Walker, Peter: Baby-Massage, Mosaik Verlag

Weiss, R. F.: Lehrbuch der Phytotherapie, Hippokrates Verlag

ZurLinden, Wilhelm: Geburt und Kindheit, Klostermann Verlag, 13. Auflage 1992


## Englische Bücher

Bach, Edward: Heal Thyself, C. W. Daniel Co., Essex

Brennan, Barbera: Hands of Light, Bantam Books

Brugh, W. Joy, M. D.: Joy's Way, J.P. Tarcher Inc, L.A. Introduction to the Potentials for Healing with Body Energies

Chancellor, Philip M.: Bach Flower Remedies, C. W. Daniel, Comp., Essex

Davis, Adelle: Let's have Healthy Children, Signet Book

Jones, Hyne T. W.: Dictionary of the Bach Flower Rmedies, C. W. Daniel Co. Essex

Mendelsohn, Robert S.: How to raise a healthy child in spite of your Doctor, Ballantine Books

Randolph, Stone Dr.: Polarity Therapie, A-CRCS Publications

Regan, G. Shapiro D.: The Healers's Handbook, Element Books

Sogyal, Rinpoche: Das Tibetische Buch vom Leben und Sterben

–: The Tibetan Book of Living and Dying, Rider UK

Verny, Thomas M.D.: The Secret Life of the Unborn Child, Dell Publishing Co. Inc.

Wheeler, F. J.: The Bach Remedies Repertory, C.W. Daniel Co. Essex

## Adressen

*Videos:*

Informationen und Bestellung von Videos über Geburt und Baby , auch Känguruh-Video:

- Sekretariat der Geburtshilflichen Abteilung
  Vinzenz Palotti Hospital
  D-5060 Bensberg,
  Tel.02204-41300

oder:

- Gesellschaft für Geburtsvorbereitung
  Dellestrasse 5
  D-40627 Düsseldorf, Tel. 0211-252607

- Videos über RISS-Methode bei:
  Cradle Care Inc.
  P.O. Box 401548
  Dallas, Texas 75230
  USA

*Baby-Massage-Kurse für Eltern, Mütterberaterinnen und Fachpersonal in Spitälern:*

- Marlis Holzmann
  Schweickhüsern
  CH-6018 Buttisholz

- Madleine Kohler
  Ritterstrasse 3
  CH-3047 Bremgarten b. Bern

- Silvia von Büren
  Sängergasse 19
  CH-4054 Basel

Weitere Adressen können Sie bei den örtlichen Mütterberatungsstellen erfragen.